Kodierleitfaden für die Pneumologie

Medizinische Dokumentation von
Diagnosen und Leistungen

„Kodieren lernen heißt siegen lernen!"
(M. Allewelt)

H. Bischoff, H.-P. Kemmer und
N. Schönfeld

Kodierleitfaden für die Pneumologie 2010

Medizinische Dokumentation von
Diagnosen und Leistungen

7. Auflage mit den Änderungen für das Jahr 2010

Anschriften der Autoren:

Dr. Helge Bischoff
Thoraxklinik Heidelberg
gGmbH
Amalienstr. 5
69126 Heidelberg
Tel. (06221) 396-1304
Helge.Bischoff@
thoraxklinik-heidelberg.de

Dr. Nicolas Schönfeld
Lungenklinik Heckeshorn
HELIOS Klinikum Emil von
Behring
Walterhöferstr. 11
14165 Berlin
Tel. (030) 8102-2776
Schoenfeld.Berlin@T-
online.de

Dr. Hans-Peter Kemmer,
M.Sc.
Lungenklinik Hemer
Theo-Funccius-Str. 1
58675 Hemer
Tel. (02372) 908-2205
HP.Kemmer@lkhemer.de

Bibliografische Information der Deutschen Bibliothek
Die Deutsche Bibliothek verzeichnet diese Publikation in der Deutschen Nationalbibliografie, detaillierte bibliografische Daten sind im Internet über http://dnb.ddb.de abrufbar.

ISBN 978-3-940854-03-2
© 2010 medizicon Verlag, Oldenburg, gegr. in Mannheim
Herstellung: Gabriel A. Neumann, Heidelberg
Gedruckt in der EU

Inhaltsverzeichnis

Vorwort zur siebten Auflage

Liebe Kolleginnen und Kollegen, liebe Leser,

die Resonanz auf die Herausgabe der vorangegangenen Auflagen des Kodierleitfadens war so groß, dass wir Ihnen zum Jahresbeginn 2010 mit Freude, Dank und dem Gefühl einer Verpflichtung eine aktualisierte sechste Auflage des Ratgebers präsentieren. Wir freuen uns insbesondere, dass auch zahlreiche niedergelassene Kolleginnen und Kollegen sowie der Bundesverband der Pneumologen reges Interesse gezeigt haben, erklärbar aus der Änderung der Vergütungsregelung mit einem morbiditätsorientierten Ansatz, für die die Angabe von Haupt- und Nebendiagnosen wohl ebenso große Bedeutung erlangt haben wie in den Krankenhäusern.

Während in den Vorjahren mit Blick auf die hohe Komplexität der Deutschen Kodierrichtlinien eine umfassendere Überarbeitung durch die Selbstverwaltung erfolgt ist, wurden für 2010 lediglich kleinere Änderungen vorgenommen. Sie dienen primär der Verschlankung im Sinne einer Beschränkung auf ausdrücklich durch die Deutschen Kodierrichtlinien zu regelnde Sachverhalte. Ziel war es, grundsätzliche Sachverhalte möglichst fachübergreifend in den Allgemeinen Kodierrichtlinien zu regeln. Dadurch gelang es erneut, die Zahl der Speziellen Kodierrichtlinien zu reduzieren. In geringerem Umfang wurden inhaltliche Änderungen der Kodierrichtlinien vorgenommen. Durch die Verschlankung der Kodierrichtlinien und den Verzicht auf Redundanz ist es jedoch umso wichtiger geworden, auf die Originaltexte in ICD und OPS zurückzugreifen, um eventuelle Inklusiva und Exklusiva nicht zu übersehen.

Eine wichtige Neuerung im OPS 2010 stellt die Abbildung der Pflegeintensität bei hochaufwendigen Patienten dar. Die entsprechenden Regelungen hierzu werden ausführlich erläutert. Weiterhin muss die Chemotherapie maligner Tumore deutlich aufwendiger erfasst werden.

Wegen der zunehmenden Bedeutung der pulmonalarteriellen Hypertonie im pneumologischen Bereich wurde diese Kapitel wesentlich ergänzt.

Wir danken allen Lesern für ihre wertvollen Hinweise und sind auch zukünftig auf Ihre Anregung und Kritik für kommende Aktualisierungen angewiesen.
Weiterhin viel Erfolg!

Ihre
Helge Bischoff, Hans-Peter Kemmer und Nicolas Schönfeld
Heidelberg, Hemer, Berlin im Januar 2010

1. Einleitung

Der vorliegende Band soll Ärztinnen, Ärzte und andere Kodierende darin unterstützen, Diagnosen, Prozeduren und weitere Merkmale ihrer behandelten Patienten korrekt und vollständig zu kodieren, um eine zutreffende Einordnung in das DRG-System zu gewährleisten. Der Kodierleitfaden wurde auf Basis der Allgemeinen und Speziellen Deutschen Kodierrichtlinien (DKR), Version 2010, der ICD-10-GM, Version 2010, und des OPS, Version 2010, erstellt. Da es nach dem ICD-10-GM geringe Unterschiede zwischen der Kodierung von Diagnosen für stationäre Fälle und ambulante Fälle gibt, ist ein eigener Abschnitt (3.3.8) den Besonderheiten der Verschlüsselung von Diagnosen ambulanter Fälle gewidmet. Ansonsten beziehen sich die Ausführungen im Kodierleitfaden auf den Krankenhausbereich.

DRGs (Diagnosis Related Groups) sind diagnosebezogene und kostenhomogene Fallgruppen, die zur Einordnung von Patienten in einem Entgeltsystem verwendet werden. Grundlage hierfür sind die nach ICD-10-GM verschlüsselten Diagnosen sowie nach der deutschen Prozedurenklassifikation OPS kodierten Leistungen. Die Kombination von kodierten Entlassungshauptdiagnosen und verschlüsselten (Leistungs-)prozeduren führt zur Einordnung in eine von 23 verschiedenen Hauptdiagnosegruppen (MDC) bzw. eine Prä-MDC oder eine Fehler-DRG bzw. sonstige DRG. Dies ist die Basis-DRG.

Innerhalb der Basis-DRGs gibt es verschiedene Schweregradstufen, die hauptsächlich unter Berücksichtigung der kodierten Nebendiagnosen (und Komplikationen) zugeordnet werden. Leider immer häufiger werden auch die Prozeduren im DRG-System gruppierungs- bzw. erlösrelevant. Über Diagnosen und Prozeduren werden die letztlich abrechenbaren DRGs ermittelt.

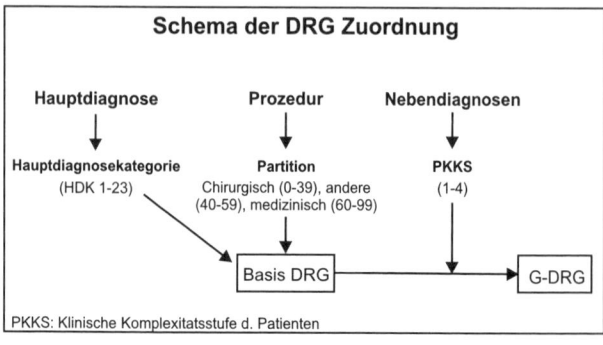

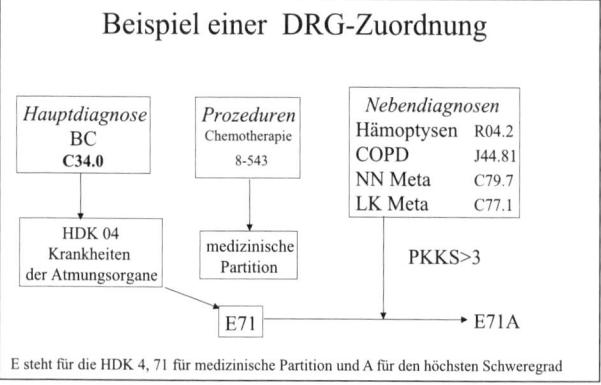

Abb. 1 a und b: Ein Patient mit Lungenkarzinom und Hämoptysen wird zur Chemotherapie aufgenommen. Es besteht eine chronisch obstruktive Lungenerkrankung, NN und LC Metastasierung.

Für jede abrechenbare DRG wird eine ökonomische Bewertung (Relativgewicht) durch das InEK (Institut für das Entgeltsystem im Krankenhaus) festgelegt, die dem durchschnittlichen finanziellen Aufwand zur Behandlung von Patienten in dieser Fallgruppe entsprechen soll. Die Summe der Relativgewichte aller Fälle einer Klinik in einem zu betrachtenden Zeitraum ergibt den sogenannten Casemix, welcher den gesamtökonomischen Aufwand innerhalb der Klinik widerspiegeln soll. Der Casemix geteilt durch die zu Grunde liegende Anzahl der behandelten

Fälle ergibt den Casemix-Index. Durch diesen Casemix-Index sollen Abteilungen oder Krankenhäuser teilweise besser miteinander verglichen werden können. Die Abbildungsgenauigkeit, aber auch Komplexität hat in 2010 wiederum zugenommen.

Aus diesen Ausführungen folgt, dass die korrekte und vollständige Kodierung von Diagnosen und Prozeduren die hauptsächliche Grundlage für die adäquate Eingruppierung eines behandelten Patienten im DRG-System ist. Man kann daher formulieren, dass mit der Kodierung die Rechnung geschrieben wird, da sich der Fallerlös direkt aus dem Ergebnis der richtigen Zuordnung in die entsprechende Fallgruppe ergibt. Die Darstellung einer Klinik oder einer Abteilung mit Hilfe der DRGs wird aber nicht nur zur Grundlage der Erlöse, sondern auch zur Basis für die inhaltliche Abbildung des Leistungs- und Schweregradspektrums.

Um dies in angemessener Weise umzusetzen, muss der Kodierqualität innerhalb des Krankenhauses breite Aufmerksamkeit geschenkt werden. Nicht dokumentierte bzw. verschlüsselte Diagnosen und Leistungen führen zur "Unterdokumentation", die eine Eingruppierung in eine schlechter bewertete Fallgruppe bewirken kann und sind mit nicht erbrachten Leistungen gleichzusetzen. Ebenso ist eine "Überkodierung" ("Upcoding") zu vermeiden. Dies liegt z.B. vor, wenn Diagnosen ohne erhöhten diagnostischen, pflegerischen oder Betreuungsaufwand als Nebendiagnosen verschlüsselt werden. Somit können solche Leistungsdaten nicht erlösrelevant werden, denn nur noch der behandelte und abschließend korrekt kodierte Fall ist fortan die wesentliche Steuerungsgröße zur Finanzierung von Krankenhäusern. Das belegte Bett ist für die Abrechnung nicht mehr relevant.

Der vorliegende Band stellt einen praxisbezogenen und kommentierten Auszug aus den Klassifikationssystemen und Kodierregeln in Bezug auf unser Fachgebiet, die Pneumologie, dar. Er entbindet nicht von einer Kenntnis der allgemeinen und speziellen deutschen Kodierrichtlinien sowie von ICD-10-GM und OPS in der jeweils gültigen Version als Grundlage der Verschlüsselung. Der Band gibt ohne Gewähr die wesentlichen Kodierregeln für das Fachgebiet wieder und kann nicht das Studium der Klassfikationssysteme und Regeln ersetzen. Um das individuelle Behandlungsspektrum einer einzelnen Klinik oder Abteilung korrekt abzubilden, ist es darüber hinaus sehr zu empfehlen, die vorliegenden fachgebietsbezogenen Regeln abteilungsspezifisch zu erweitern.

Die Diagnoseklassifikation ist im höchsten und spezifischen Detaillierungsgrad auszuschöpfen. Unspezifische Diagnosen (z. B. nicht näher bezeichnet, ohne nähere Angaben etc.) sollen möglichst vermieden und durch spezifische Diagnosen, die das Krankheitsbild des Patienten am besten beschreiben, ersetzt werden. Die Weiterentwicklung der Kodierrichtlinien und die zunehmende Differenzierung der Klassifikationssysteme haben dabei gezeigt, dass deren Pflege ein sehr dynamischer Prozess ist, mit dem alle Kodierenden Schritt halten müssen, und natürlich auch Ratgeber wie der Kodierleitfaden. Da sich dieser Prozess fortsetzen wird, bitten die Autoren um konstruktive Rückmeldungen, die eine vermutlich jährlich erforderliche Aktualisierung bzw. Erweiterung des Leitfadens zum Vorteil aller Benutzer unterstützen können.

Auf den Internetseiten http://www.G-DRG.de und http://www.DIMDI.de findet der Leser neueste Ergänzungen und die jeweils aktuelle Fassung zu den Deutschen Kodierrichtlinien. Zu Streitfällen der Kodierung existiert ein Register mit Kodierempfehlungen des MDK Spitzenverbandes MDS. Diese ist unter www.mdk.de in der jeweils aktuellen Form nachzulesen. Die dortigen Angaben sind allerdings nicht als verbindlich anzusehen, sie stellen die Position des MDK dar.

Ziel dieses Leitfadens war es, gemeinsam die Regeln so zu gestalten, dass sie leicht verständlich sind und jedem Kodierenden ermöglichen, mit überschaubarem Aufwand die Fälle optimal und in Übereinstimmung mit den Kodierrichtlinien zu verschlüsseln. Der eingerückte Text gibt Beispiele an. Zusätzlich enthalten sind Listen der im Fachgebiet häufig vorkommenden Haupt- und Nebendiagnosen sowie der typischen Prozeduren. Die Listen sind lediglich als Hilfestellung gedacht und erheben keinen Anspruch auf Vollständigkeit. In einigen Fällen wird das Nachschlagen in den ausführlichen Klassifikationssystemen nicht zu verhindern sein. Der Gebrauch der Listen entbindet den kodierenden Arzt auch nicht von seiner Verantwortung für eine korrekte Verschlüsselung.

Es sei darauf hingewiesen, dass die erheblich gestiegenen Anforderungen an die Kodierqualität mit Einführung der DRGs nicht ausschließlich Abrechnungszwecken dienen müssen. Im praktischen Kodieralltag trägt die stärkere Formalisierung von Diagnosen und Prozeduren auch zur nosologischen und medizinischen Präzisierung bei. Es gibt bereits Ansätze, diese Daten auch zu Zwecken der Qualitätssicherung und zum Benchmarking zu verwenden. Die entstehende Transparenz der verbrauchten Ressourcen hat inzwischen eine breite Diskussion über klinische Behandlungspfade ausgelöst, die auf eine leitliniengerechte Festschreibung des medizinisch und ökonomisch Notwendigen ausgerichtet sind. Insofern sollte die vermehrte Basisarbeit des Kodierens nicht nur als Last, sondern auch als Chance begriffen werden. Die Rückführung eines Teils der betriebswirtschaftlichen Verantwortung in die Berufsgruppe der Ärztinnen und Ärzte kann ebenfalls sehr produktiv genutzt werden.

2. DRG-Kenngrößen

2.1 Bewertungsrelation

Jeder Fallgruppe (DRG) ist eine Bewertungsrelation (Relativ-gewicht oder auch Kostengewicht) zugeordnet, die den durch-schnittlichen finanziellen Aufwand für die Fälle dieser Fallgrup-pe widerspiegeln soll.

2.2 PCCL

Der Patient Clinical Complexity Level (PCCL) ist der auf Basis der dokumentierten und kodierten Nebendiagnosen ermittelte Fallschweregrad.

2.3 Casemix

Aus der Addition der Relativgewichte aller Fälle, die innerhalb eines bestimmten Zeitraum in einer Klinik oder Abteilung be-handelt und verschlüsselt wurden, ergibt sich der Casemix, der den ökonomischen Aufwand innerhalb der Klinik widerspie-geln soll.

2.4 Casemix-Index

Der Casemix geteilt durch die zu Grunde liegende Anzahl der behandelten Fälle ergibt den Casemix-Index (CMI). Durch den CMI können Krankenhäuser teilweise direkt miteinander verg-lichen werden. Das Krankenhaus mit dem höheren Casemix-Index hat im Mittel den höheren Aufwand. Für den Vergleich von Abteilungen innerhalb eines Krankenhauses hat der Ca-semix-Index nur eine begrenzte Aussagekraft, da z.B. nur die Hälfte aller DRGs nach Schweregraden unterteilt ist.

2.5 Aufgabenverteilung bei der Dokumentation

Die Verantwortung für die Dokumentation der Diagnosen und Prozeduren liegt bei dem behandelnden Arzt. Die Dokumentation erfolgt am besten in direktem Zusammenhang mit der Behandlung, damit keine Informationen verloren gehen. In vielen Häusern erfolgt dies nach dem Prinzip der dezentralen Verschlüsselung, bei dem die jeweiligen Leistungserbringer selbst "vor Ort" verschlüsseln – einschließlich konsiliarisch erbrachter Leistungen – und am Ende die Datensätze möglichst unter Einsatz einer elektronischen Datenverarbeitung zusammen geführt werden. Andere Vorgehensweisen (z.B. durch Einbeziehung klinischer Kodierfachkräfte) bieten eine ergänzende Möglichkeit zur sinnvollen und effektiven Kodierung und spielen auch unter dem Gesichtspunkt der Entlastung der Ärzte von Kodiertätigkeiten eine zunehmende Rolle.

Für die Kodierung müssen alle Informationen herangezogen werden, die während des stationären Aufenthaltes und auch noch nach dem stationären Aufenthalt, z.B. Histologie, gesammelt wurden. Unklar ist, wo hier die zeitliche Grenze gezogen wird. Nach den gesetzlichen Vorgaben sind 3 Arbeitstage nach Entlassung die kompletten Daten an die Kostenträger zu übermitteln. Ob eine Stornierung und Neuabrechnung bei später eingehenden Befunden notwendig ist, geht aus den amtlichen Kodierrichtlinien nicht hervor. In jedem Fall sind aber nur solche Befunde zu berücksichtigen, die den zu Grunde liegenden Krankenhausaufenthalt betreffen. Wird z.B. in einem anderen Krankenhaus oder während eines nachfolgenden Aufenthaltes eine andere Diagnose gestellt, so hat dies für den vorangegangenen Fall keine Konsequenz. Dabei ist strikt darauf zu achten, dass sich die kodierten Diagnosen und Prozeduren auch anhand von Befunden, Berichten oder Aufzeichnungen anderer Art in der Patientenakte wiederfinden, um bei nachträglichen Prüfungen nicht in den Verdacht ungerechtfertigter Abrechnungen zu geraten. Auch die im Arztbrief aufgeführten Diagnosen sollten exakt denen entsprechen, die mit den Kostenträgern abgerechnet wurden, und in ihrer diagnostischen, therapeutischen oder pflegerischen Relevanz deutlich werden.

Im DRG-System 2010 wurde abermals eine Veränderung der Bewertungsmatrix von Nebendiagnosen vorgenommen. Dies war durch die für die Kalkulation zur Verfügung stehenden umfassenden Kostendaten möglich geworden. Einige vorher als Schweregrad steigernd bekannte Nebendiagnosen, wie Anämie oder Bronchitis haben an Bedeutung verloren. Dies zeigt nachdrücklich, dass ein "lernendes System" vorliegt und daher die Dokumentation an der Wirklichkeit orientiert sein muss und nicht etwa nur an den möglichen Erlösen. Lässt man diese Zielrichtung außer Acht, ergeben sich zum einen große Probleme bei der jährlichen Überleitung der Fallmengenkalkulation. Zum anderen ist die Systempflege im Sinne einer vollständigen und korrekten Anwendung der Klassifikationen eine unverzichtbare Aufgabe aller Leistungserbringer, denn für die Weiterentwicklung werden alle Daten und nicht nur die von Teilnehmern am Kalkulationsverfahren herangezogen.

2.6 Diagnosearten

2.6.1 Aufnahmediagnose

Sie werden bei der Aufnahme gestellt, verschlüsselt und an die Krankenkassen innerhalb von 3 Arbeitstagen weitergeleitet. Aufnahmediagnosen können zwar zu Überprüfung einer primären Fehlbelegung herangezogen werden, haben auf die Eingruppierung im DRG-System aber keinen Einfluss, weswegen alle relevanten Befunde nochmals bei Entlassung als Haupt- oder Nebendiagnosen angegeben werden müssen. Die DRG-Hauptdiagnose muss nicht der Aufnahmediagnose entsprechen.

2.6.2 Arbeits-/Behandlungsdiagnosen

Solche Diagnosen können in einigen Online-Erfassungssystemen fakultativ, z.B. zur Dokumentation von Ausschlussdiagnostik angegeben werden. Auf den Gruppierungsprozess haben auch sie keinen Einfluss.

2.6.3 Entlassungsdiagnosen

Sie sind die Diagnosen, die im DRG-System allein für die Eingruppierung in die abrechenbare DRG berücksichtigt werden. Als Entlassungsdiagnosen müssen alle für den Fall relevanten Diagnosen verschlüsselt werden. Verdachtsdiagnosen, die sich nicht bestätigt haben, oder Diagnosen, die auf Diagnostik, Therapie oder Pflege keinen Einfluss hatten (s. Definition der Nebendiagnosen in den Kodierrichtlinien), dürfen nicht verschlüsselt werden.

2.6.4 Fachabteilungshauptdiagnose

Sie wird von jeder behandelnden Abteilung festgelegt im Hinblick auf die Fragestellung, welche Diagnose für die Aufnahme in ihre Abteilung ursächlich war (s. Definition der Hauptdiagnose in den Kodierrichtlinien). Die Markierung als Fachabteilungshauptdiagnose hat keinen Einfluss auf die DRG-Zuordnung.

2.6.5 DRG-Hauptdiagnose

Sie ist die Haupt(Entlassungs)-diagnose für den gesamten Aufenthalt im Krankenhaus, die abschließend festgelegt wird. Wenn nur eine Fachabteilung durchlaufen wurde, entspricht die DRG-Hauptdiagnose in aller Regel der Fachabteilungshauptdiagnose. Lag der Patient während seines Aufenthaltes in mehreren Fachabteilungen, muss die DRG-Hauptdiagnose unter Würdigung des gesamten Aufenthaltes festgelegt werden, wobei im Zweifelsfall stets das Medizincontrolling einbezogen werden sollte. Das DRG-System erwartet eine eindeutige Hauptdiagnose für den gesamten Aufenthalt im Krankenhaus.

Wird sie nicht angegeben, führt dies in eine Fehler-DRG. Elektronische Erfassungssysteme halten für die Überprüfung des Datensatzes bei der Gruppierung inzwischen gut entwickelte Hilfeprogramme bereit.

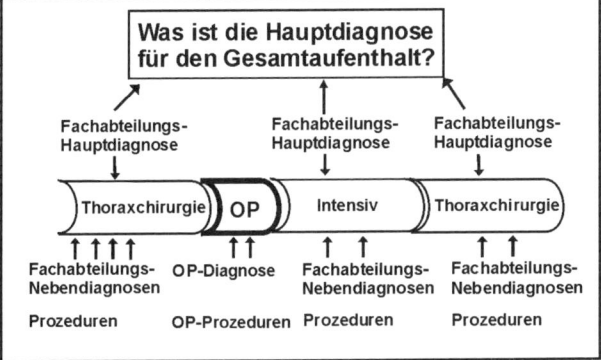

Abb. 2: Ablauf der Dokumentation

3. Allgemeine Kodierregeln

3.1 Hauptdiagnose

3.1.1 Definition

Die Hauptdiagnose wird definiert als "die Diagnose, die nach Analyse als diejenige festgestellt wurde, die hauptsächlich für die Veranlassung des stationären Krankenhausaufenthaltes des Patienten verantwortlich war" (DKR D002f).

Der Begriff "nach Analyse" bezeichnet die Evaluation der Befunde am Ende des stationären Aufenthaltes, um diejenige Krankheit festzustellen, die hauptsächlich verantwortlich für die Veranlassung des stationären Krankenhausaufenthaltes war. Die dabei evaluierten Befunde können Informationen enthalten, die aus der medizinischen und pflegerischen Anamnese, einer psychiatrischen Untersuchung, Konsultationen von Spezialisten, einer körperlicher Untersuchung, diagnostischen Tests oder Prozeduren, chirurgischen Eingriffen und pathologischen oder radiologischen Untersuchungen gewonnen wurden. Für die Abrechnung relevante Befunde, die nach der Entlassung eingehen, sind für die Kodierung ebenfalls heranzuziehen. Die nach Analyse festgestellte Hauptdiagnose muss nicht der Aufnahmediagnose oder Einweisungsdiagnose entsprechen.

Die Hauptdiagnose entspricht in den meisten Fällen der Diagnose, weshalb der Patient hauptsächlich während des stationären Aufenthaltes behandelt wurde. Sie muss mit dem Krankheitsbild in Beziehung stehen, das für die Notwendigkeit der stationären Behandlung verantwortlich ist. Stehen zwei Diagnosen als Hauptdiagnose zur Diskussion, so ist diejenige auszuwählen, die am besten der Definition der Hauptdiagnose entspricht bzw. mehr Ressourcen verbraucht hat.

Die Definition der Hauptdiagnose soll an einigen Beispielen erläutert werden:

Beispiel:
Ein Patient kommt zur Behandlung eines Lungenkarzinoms zur Aufnahme. Er erleidet während des stationären Aufenthaltes einen Herzinfarkt und bekommt eine Herzkatheter-Untersuchung mit Stent-Implantation. Trotz der aufwendigen Behandlung des Herzinfarktes muss das Lungenkarzinom Hauptdiagnose bleiben.

Hauptdiagnose:
C34.1   Lungenkarzinom Oberlappen

Nebendiagnosen:
I21.0   Akuter transmuraler Myokardinfarkt der Vorderwand
I25.11   Atherosklerotische Herzkrankheit, Ein-GefäßErkrankung

Beispiel:
Ein Patient wird vom Hausarzt mit schwerer Dyspnoe eingewiesen. Während des stationären Aufenthaltes wird eine für die akute Symptomatik verantwortliche Lungenembolie diagnostiziert und entsprechend behandelt. Hier ist die Lungenembolie die Hauptdiagnose, da sie für die Symptomatik, die zur Aufnahme führte, verantwortlich war, auch wenn die Aufnahmediagnose vermutlich anders lautete.

Hauptdiagnose:
I26.0   Lungenembolie mit Angabe eines akuten Cor pulmonale

Beispiel:
Ein Patient mit multiplen Lungenherden, welche im Verlauf des Aufenthaltes als Metastasen eines vor zwei Jahren operativ entfernten Rektumkarzinoms gesichert werden, wird stationär diagnostiziert (CT Thorax, Bronchoskopie)

Hauptdiagnose:
C78.0   Sekundäre bösartige Neubildung der Lunge

Nebendiagnosen:
C20   Bösartige Neubildung des Rektums

3.1.2 Symptom und zu Grunde liegende Krankheit

Wenn sich ein Patient mit einem Symptom vorstellt und die zugrunde liegende Krankheit zum Zeitpunkt der Aufnahme bekannt ist und behandelt wird bzw. während des Krankenhausaufenthaltes diagnostiziert wird, so ist die zu Grunde liegende Krankheit als Hauptdiagnose zu kodieren und das Symptom wird nicht kodiert. Dies betrifft Symptome, die im Regelfall als eindeutige und unmittelbare Folge mit der zu Grunde liegenden Krankheit vergesellschaftet sind.

Stellt das Symptom jedoch ein eigenständiges, wichtiges und aufwandsrelevantes Problem für die medizinische Betreuung dar, so wird es als Nebendiagnose kodiert. Ausschlaggebend ist stets, was diagnostiziert, behandelt oder überwacht wurde. Nur wenn sich ein Patient, bei dem die zu Grunde liegende Krankheit zum Zeitpunkt der Aufnahme bekannt ist, speziell mit einem Symptom vorstellt und ausschließlich deswegen behandelt wird, wird das Symptom oder eine symptomatische Ausprägung der Grunderkrankung zur Hauptdiagnose. Die zugrunde liegende Krankheit ist dann als Nebendiagnose anzugeben. In den Kodierrichtlinien ist hier ein praktisches Beispiel zum chronischen bzw. therapieresistenten Schmerz bzw. Tumorschmerz aufgeführt (1806g: Schmerzdiagnosen und Schmerzbehandlungsverfahren):

Wird ein Patient speziell zur Schmerzbehandlung aufgenommen und wird ausschließlich der Schmerz behandelt, ist der Kode für die Lokalisation des Schmerzes als Hauptdiagnose anzugeben. Dies gilt auch für den Tumorschmerz. Die zugrunde liegende Erkrankung ist analog zu DKR D002f Hauptdiagnose, Absatz „Zuweisung eines Symptoms als Hauptdiagnose", als Nebendiagnose zu kodieren.

Beispiel:
Ein Patient wird zur Behandlung chronischer, therapieresistenter Schmerzen in der Kreuzgegend aufgrund eines Knochentumors aufgenommen. Dem Patienten wird ein Rückenmarkstimulator (Einzelelektrodensystem) mit einem permanenten Einzelelektrodensystem zur epiduralen Dauerstimulation implantiert. Es wird ausschließlich der Kreuzschmerz behandelt.

Hauptdiagnose:
M54.5 Kreuzschmerz

Nebendiagnose:
C41.4 Bösartige Neubildung des Beckenknochens

Prozedur(en):

5-039.e0   Implantation oder Wechsel eines Neurostimula-
tors zur epiduralen Rückenmarkstimulation mit Implantation oder Wechsel einer Neurostimulations-
elektrode, Einkanalsystem,vollimplantierbar, nicht
wiederaufladbar

5-039.34   Implantation oder Wechsel eines permanenten
Einzelelektrodensystems zur epiduralen Dauerstimulation, perkutan

3.1.3   Verdachtsfälle

Bei einem Patienten, der zur Beobachtung oder Diagnostik in
das Krankenhaus aufgenommen wird und bei dem sich der
Verdacht auf eine Erkrankung nicht bestätigt, sollte das zur
Aufnahme führende Symptom oder ein Befund (z. B. R91 abnormer Röntgenbefund) kodiert werden. Wenn ein Symptom
oder eine Diagnose nicht kodierbar ist, kann ein Kode aus den
Kategorien Z03.0 bis Z03.9"Beobachtung bei Verdacht auf..."
benutzt werden (DKR D002f). Wenn zwei oder mehrere Be-
funde/Symptome bei der Beobachtung des Verdachtsfalles für
die Hauptdiagnose in Frage kommen, so ist vom behandelnden Arzt diejenige auszuwählen, die die meisten Ressourcen
verbraucht hat. Zur abweichenden Verfahrensweise bei ambulanten Patienten wird auf den Abschnitt 3.3.8 verwiesen.

Können für die Hauptdiagnose spezifischere Schlüsselnummern
angegeben werden, haben diese Vorrang vor einer Schlüsselnummer aus der Kategorie Z03.–Ärztliche Beobachtung und
Beurteilung von Verdachtsfällen. Wenn ein Symptom, das mit
der Verdachtsdiagnose im Zusammenhang steht, vorliegt, wird
die Symptom-Schlüsselnummer als Hauptdiagnose zugewiesen, nicht ein Kode aus der Kategorie Z03.-.

Sobald eine Erkrankung behandelt, überwacht wird oder therapeutische Maßnahmen eingeleitet werden, darf diese Erkrankung als Hauptdiagnose kodiert werden, auch wenn der Verdacht bei Entlassung nicht eindeutig bestätigt ist. Sicher ausgeschlossene Diagnosen dürfen nicht kodiert werden, selbst wenn dadurch ein Ressourcenverbrauch verursacht wurde.

3.1.4 Erkrankungen bzw. Störungen nach medizinischen Maßnahmen

Kodes für die spezifische Verschlüsselung von Erkrankungen bzw. Störungen nach medizinischen Maßnahmen finden sich auf bronchopulmonalem Gebiet in der Kategorie J95.– Krankheiten der Atemwege nach medizinischen Maßnahmen, anderenorts nicht klassifiziert. Diese Kodes sind nur dann als Hauptdiagnose zu verschlüsseln, wenn kein spezifischerer Kode in Bezug auf die Erkrankung bzw. Störung existiert oder die Verschlüsselung dieses spezifischeren Kodes durch ein Exklusivum der ICD-10-GM Version 2010 ausgeschlossen ist. Gleiches gilt für die Kategorien T80–T88 Komplikationen bei chirurgischen Eingriffen und medizinischer Behandlung, anderenorts nicht klassifiziert. Die spezifischeren Kodes sind Kodes aus T80–T88 vorzuziehen, soweit letztere die Erkrankung bzw. Störung nicht besser beschreiben (siehe Kap. 5.2).

3.1.5 Nicht ausgeführte, aber ursprünglich geplante Behandlung

In solchen Fällen ist als Hauptdiagnose diejenige Krankheit anzugeben, die nach Prüfung des gesamten Behandlungsfalls die stationäre Aufnahme verursacht hat, selbst wenn die Behandlung aufgrund unvorhergesehener Umstände möglicherweise nicht durchgeführt wurde. Bei stationärer Aufnahme für eine Maßnahme (z.B. Operation), die aus irgendeinem Grund nicht durchgeführt und der Patient entlassen wurde, sollte Z53 - Personen, die Einrichtungen des Gesundheitswesens wegen spezifischer Maßnahmen aufgesucht haben, die aber nicht durchgeführt wurden - als Nebendiagnose kodiert werden

(DKR D007f). Ist eine bestimmte Krankheit oder Komplikation die Ursache für die nicht durchgeführte Maßnahme, muss diese ebenfalls mitverschlüsselt werden.

Beispiel:
Ein Patient mit Lungenkarzinom wird zur Operation aufgenommen. Die Operation wurde aufgrund einer Infektion der oberen Atemwege verschoben.

Hauptdiagnose:
C34.1   Lungenkarzinom Oberlappen

Nebendiagnosen:
Z53   Personen, die Einrichtungen des Gesundheitswesens wegen spezifischer Maßnahmen aufgesucht haben, die aber nicht durchgeführt wurden
J11.1   Grippe mit sonstigen Manifestationen an den Atemwegen, Viren nicht nachgewiesen (Akute Infektion der oberen Atemwege)

Benutzen Sie für Zwecke der externen Qualitätssicherung nach § 137 SGB V eine zusätzliche Schlüsselnummer (U69.00!), um das Vorliegen einer im Krankenhaus erworbenen und vollstationär behandelten Pneumonie bei erwachsenen Patienten (18 Jahre und älter) anzugeben (s. Kap. 4.6.1.1.).

3.1.6   Residualzustände, Folgezustände und Abhängigkeiten

Der Residual- oder Folgezustand (aktuelle Krankheit) wird zuerst angegeben, gefolgt von der Diagnose für die Ursachen des Residualzustandes (frühere Krankheit oder Ursache für die Spätfolge).

Beispiel:
Atelektase als Folgezustand einer Pneumonie

Hauptdiagnose:
J98.1   Lungenkollaps (Atelektase)

Nebendiagnose:
B94.8   Folgezustände sonstiger näher bezeichneter infektiöser und parasitärer Krankheiten

Wichtig: der Kode für den Folgezustand (hier B94.8) darf nicht als Hauptdiagnose angegeben werden! Dies stellt insbesondere ein Problem dar, wenn die Aufnahme zum Ausschluss einer Krankheitsaktivität bei spezifischen bzw. postspezifischen Veränderungen erfolgte. Der Folgezustand der Tuberkulose ohne Nachweis einer Aktivität muss dann z. B. mit der Hauptdiagnose J47 Bronchiektasen oder J94.1 Fibrothorax in Verbindung mit der Nebendiagnose B90.9 Folgezustände einer Tuberkulose der Atmungsorgane verschlüsselt werden.

Weitere Ursachen für Spätfolgen:

B90.-	Folgezustände der Tuberkulose
B91	Folgezustände der Poliomyelitis
E68	Folgen der Überernährung
I69.-	Folgen einer zerebrovaskulären Erkrankung

Auch andere anamnestischen Diagnosen (z.B. Krankheiten in der Eigenanamnese, Verlust von Extremitäten oder Organen, sog. "Zustand nach"-Diagnosen oder Diagnosen, die Abhängigkeiten von medizinischen Geräten oder Hilfsmitteln bezeichnen) können nicht als Hauptdiagnose angegeben werden („unzulässige Hauptdiagnose"). Geschieht dies dennoch, kommt es zur Eingruppierung in eine Fehler-DRG ohne Relativgewicht, d.h. der Fallerlös liegt bei 0 Euro!.

Hauptdiagnose kann nur die zu Grunde liegende Erkrankung oder das führende Symptom sein, die zur Aufnahme in das Krankenhaus geführt haben, bzw. Grund für die weiterführende Behandlung sind. Die anamnestische Diagnose darf nur dann als Nebendiagnose aufgeführt werden, wenn einerseits Diagnostik, Therapie oder Pflegeaufwand beeinflusst wurden (DKR D003i) und andererseits sich die anamnestische Diagnose nicht auf den aktuellen Krankenhausaufenthalt bezieht (z.B. Z94.2 Zustand nach Lungentransplantation, Z94.3 Zustand nach Herz-Lungentransplantation).

Folgende Kategorien oder Kodes sind nur zur Verschlüsselung von Nebendiagnosen zu verwenden:

Z85.-	Bösartige Neubildungen in der Eigenanamnese

Z86.-	Bestimmte andere Krankheiten in der Eigenanamnese
Z87.-	Andere Krankheiten oder Zustände in der Eigenanamnese
Z88.-	Allergie gegenüber Arzneimitteln, Drogen oder biologisch aktiven Substanzen in der Eigenanamnese
Z92.-	Medizinische Behandlung in der Eigenanamnese
	Darunter: Z92.6 Zytostatische Chemotherapie in der Eigenanamnese
Z89.-	Extremitätenverlust
Z90.0	Verlust von Teilen des Kopfes oder des Halses
Z90.2	Verlust der Lunge (Teile der Lunge)
Z90.4	Verlust anderer Teile des Verdauungstraktes
Z90.6	Verlust anderer Teile des Harntraktes
Z90.7	Verlust eines oder mehrerer Genitalorgane
Z90.8	Verlust sonstiger Organe
Z93.-	Vorhandensein einer künstlichen Körperöffnung
Z95.-	Vorhandensein von kardialen oder vaskulären Implantaten oder Transplantaten
	Darunter: Z85.81 Vorhandensein eines operativ implantierten vaskulären Katheterverweilsystems (Broviac-Katheter, Port-System)
Z96.-	Vorhandensein von anderen funktionellen Implantaten
	Darunter: Z96.80 Vorhandensein eines Bronchialstents
	Z96.81 Vorhandensein eines Trachealstents
	Z96.88 Vorhandensein von sonstigen näher bezeichneten funktionellen Implantaten
Z97.-	Vorhandensein anderer medizinischer Geräte und Hilfsmittel
Z94.-	Zustand nach Organ- oder Gewebetransplantation
Z98.-	Sonstige Zustände nach chirurgischem Eingriff
Z99.-	Langzeitige Abhängigkeit von unterstützenden Apparaten, medizinischen Geräten oder Hilfsmitteln, anderenorts nicht klassifiziert (Hier wurde ab 1.1.2005

das Wort "langzeitig" eingefügt, das eine Abhängigkeit von mindestens drei Monaten bedeutet.)

3.2 Nebendiagnosen

Definition: "Eine Krankheit oder Beschwerde, die entweder gleichzeitig mit der Hauptdiagnose besteht oder sich während des Krankenhausaufenthaltes entwickelt." (DKR D003i)

Als Nebendiagnosen sind Krankheiten zu kodieren, die das Patientenmanagement in der Weise beeinflussen, dass irgendeine der folgenden Maßnahmen erforderlich ist:
- Therapeutische Maßnahme (auch medikamentös)
- Diagnostische Maßnahme (Verfahren und/oder Prozedur)
- Erhöhter Pflege- und/oder Überwachungsaufwand

Bei Patienten, bei denen einer dieser erbrachten Faktoren auf mehrere Diagnosen ausgerichtet ist, können alle betroffenen Diagnosen kodiert werden.

Beispiel
Ein Patient wird für die Nebendiagnosen koronare Herzkrankheit, arterieller Hypertonus und Herzinsuffizienz mit einem Betablocker behandelt.

Nebendiagnose(n):
I25.11   Koronare Herzkrankheit
I10.00   Arterieller Hypertonus
I50.13   Herzinsuffizienz

Eine oder mehrere der oben genannten Maßnahmen werden üblicherweise eine Erhöhung des Ressourcenverbrauchs (z.B. verlängerte Dauer des stationären Aufenthaltes, Medikamentengabe, über das ohnehin Erfolgte hinausgehende Diagnostik) zur Folge haben. Anamnestische Diagnosen oder Krankheiten, die beispielsweise durch den Anästhesisten während der präoperativen Untersuchung dokumentiert wurden, dürfen nur kodiert werden, wenn sie den oben genannten Kriterien entsprechen. Sofern eine Begleiterkrankung das Standardvorgehen oder eine spezielle Prozedur beeinflusst, muss diese Begleiterkrankung als Nebendiagnose kodiert werden.

Nebendiagnosen, die nicht den o.g. Kriterien entsprechen, dürfen nicht kodiert werden. "Upcoding" nennt man das regelwidrige Kodieren von Nebendiagnosen, was bei Nachprüfungen zu empfindlichen Sanktionsmaßnahmen führen kann. Auch an dieser Stelle sei nochmals darauf hingewiesen, dass kodierte, d.h. abgerechnete Nebendiagnosen in den Krankenunterlagen ihre Entsprechung finden bzw. darlegungsfähig sein müssen, um einer Prüfung standzuhalten.

3.2.1 Symptome als Nebendiagnose

Ein Symptom wird nicht kodiert, wenn es im Regelfall als eindeutige und unmittelbare Folge mit der zugrunde liegenden Krankheit vergesellschaftet ist. Stellt ein Symptom jedoch ein eigenständiges, wichtiges Problem für die medizinische Betreuung dar, so wird es als Nebendiagnose kodiert.

Beispiel:
Ein Patient wird zur Behandlung einer fortgeschrittenen alkoholischen Leberzirrhose stationär aufgenommen. Es besteht ein ausgeprägter Aszites, der Auswirkungen u. a. auf die Atmung sowie auf die Nierenfunktion hat. Er wird u. a. mittels Entlastungspunktionen behandelt.

Hauptdiagnose: K70.3   Alkoholische Leberzirrhose
Nebendiagnose: R18   Aszites

3.2.2 Abnorme Befunde

Abnorme Labor-, Röntgen-, Pathologie- und andere diagnostische Befunde werden nicht kodiert, es sei denn, sie haben eine klinische Bedeutung im Sinne einer therapeutischen Konsequenz oder einer weiterführenden Diagnostik (nicht allein Kontrolle der abnormen Werte).

Beispiel:
Ein Patient wird wegen einer Pneumonie stationär aufgenommen. Im Labortest wird eine Anämie festgestellt, die ausschließlich kontrolliert wird und keine weiteren diagnostischen oder therapeutischen Maßnahmen nach sich zieht, gefunden. Ein Erreger kann nicht ermittelt werden.

Hauptdiagnose:
J18.8   Pneumonie
Anmerkung: Die Anämie erfüllt nicht die Definition einer Nebendiagnose und wird deshalb für das DRG-System nicht dokumentiert. Sie ist jedoch für die medizinische Dokumentation und die ärztliche Kommunikation von Bedeutung.

3.3   Weitere Kodierregeln für Diagnosen

3.3.1   Kreuz-Stern-Kodes

Kreuz-Stern-Kodes sind Doppelkodes, die eine Ätiologie (†) mit einer Manifestation (*) verbinden (DKR D012i). Zu ihrem Gebrauch ist nachdrücklich zu raten, insofern sich hieran neben anderen Kriterien die Kodierqualität erkennen lässt. Es folgt immer die Angabe der Manifestation der Ätiologie (Kreuz vor Stern). Manifestations-Kodes (*) sind niemals Hauptdiagnosen.

Beispiel:
Es liegt eine Bronchopneumonie rechts mit ipsilateralem Pleuraerguss vor. Eine diagnostische Pleurapunktion schließt ein Empyem aus.

Hauptdiagnose:
J18.0†   Bronchopneumonie

Nebendiagnose:
J91*   Pleuraerguss bei anderenorts klassifizierten Erkrankungen

Prozedur:
1-431.1R Perkutane Nadelbiopsie der Pleura

Weitere Möglichkeiten für Kodekombinationen nach dem "Kreuz-Stern-System" bei thorakalen Tumoren (Klartext hier beschreibend und nicht dem Wortlaut der ICD-10-GM entsprechend):

C34.- ff†/D63.0*	Anämie bei Lungenkarzinom
C34.1†/G55.0*	Plexusinfiltration durch Pancoasttumor
C34.- ff†/G63.1*	paraneoplastische Polyneuropathie bei Lungenkarzinom
C37†/G73.2*	Myasthenie bei Thymom
C34.- ff†/G99.2*	Spinalkanalstenose (Myelopathie) bei Lungenkarzinom
C78.2†/J91*	Pleuraerguss bei sekundärer Pleurakarzinose
C79.5†/M49.5[0-9]*	Wirbelkörperkompression infolge von Knochenmetastasen
C79.5†/M90.7[0-9]*	Pathologische Fraktur bei Knochenmetastasen

3.3.2 Doppelkodierung

Manifestiert sich eine Erkrankung an zwei oder mehreren Lokalisationen, so gilt (DKR D011d):
- Derselbe Diagnosekode darf nur einmal angegeben werden.
- Gibt es einen Kode für doppelseitige Erkrankung, muss dieser benutzt werden.
- Fehlt der Kode für doppelseitige Erkrankung, so darf ein "B" (für beidseits) hinter der Kodenummer angegeben werden.
- Bei den Prozedurenkodes darf derselbe Kode mit bestimmten Ausnahmen mehrfach benutzt werden (s. 3.4.3).

3.3.3 Syndrome

Als Hauptdiagnose ist stets die für die Behandlung im Vordergrund stehende Manifestation eines Syndroms anzugeben (DKR D004d). Das Syndrom wird als Nebendiagnose verschlüsselt, was auch für weitere Manifestationen gilt. Steht für das Syndrom kein eigener Kode aus der ICD-10-GM zur Verfügung, kann der Kode Q87.8 Sonstige näher bezeichnete angeborene Fehlbildungssyndrome, anderenorts nicht klassifiziert benutzt werden.

Beispiel:
Patient mit Neurofibromatose (nicht bösartig) und multiplen Fibromen am Stamm kommt zur operativen Exzision eines rechtsseitigen Lungenrundherdes per VATS.

Hauptdiagnose:
D21.3   Sonstige gutartige Neubildungen: Bindegewebe und andere Weichteilgewebe des Thorax

Nebendiagnose:
Q85.0   Neurofibromatose (nicht bösartig)

Prozedur:
5-322.g1R Keilresektion, einfach, thorakoskopisch, ohne Lymphadenektomie

3.3.4 Fünfstellige Diagnosekodes

In einigen Kapiteln und Gruppen wird zur genauen Beschreibung der Diagnose ein fünfstelliger Kode verwendet. Die Verwendung der tiefsten Verschlüsselungsebene ist für den stationären Bereich verbindlich!
Einige typische Kategorien und Diagnosen mit fünfstelligen Kodes:
B37.81 /
B37.88   Candida-Ösophagitis / sonstige Candidose
E10-14.- Diabetes mellitus
E84.8-   Zystische Fibrose mit sonstigen Manifestationen
G82.-   Paraparese und Paraplegie, Tetraparese und Tetraplegie
I25.1-   Atherosklerotische Herzkrankheit

I25.2-	Alter Myokardinfarkt
I50.-	Herzinsuffizienz
I70.2-	Atherosklerose der Extremitätenarterien
J38.0-	Stimmbandlähmung
J44.-	Chronisch obstruktive Lungenkrankheit
K57.-	Divertikulose des Darmes
L03.0/1	Phlegmone an Fingern, Zehen, sonst. Teilen der Extremitäten
L89.-	Dekubitalgeschwür
M00-99	Krankheiten des Muskel-Skelett-Systems und des Bindegewebes (Auswahl)
N18.8-	Sonstige chronische Niereninsuffizienz
N39.4-	Sonstige näher bezeichnete Harninkontinenz
T89.0-	Komplikationen einer offenen Wunde
Z45.84	Anpassung und Handhabung eines Bronchialstents
Z51.83	Opiatsubstitution (Methadonsubstitution)

3.3.5 "Sonstige" und "nicht näher bezeichnete" Diagnosekodes

An vierter oder fünfter Stelle eines Kodes findet man bei vielen Gelegenheiten die Einteilungen:

.0-.7	spezifische Krankheiten oder Lokalisationen
.8	spezifische Krankheiten, die anderenorts nicht klassifiziert sind (oder "sonstige") oder ortsabhängig mehrere Teilbereiche überlappen
.9	nicht näher bezeichnet

".8" und ".9" werden auch als Resteklassen bezeichnet. Bisweilen findet man sie in einem Diagnosekode kombiniert, sie enthalten dann sowohl "sonstige" als auch "nicht näher bezeichnete" Zustände. Gelegentlich lässt sich die Benutzung einer Resteklasse nicht vermeiden (z.B. J44.8- Sonstige näher bezeichnete chronisch obstruktive Lungenkrankheit). Grundsätzlich aber sollen Resteklassen keinesfalls zur Verschlüsselung von Diagnosen verwendet werden, die anderenorts präziser beschrieben und klassifiziert sind.

3.3.6 Symptome, Krankheitszeichen und ungenau bezeichnete Zustände

Diagnosekodes aus Kapitel XVIII Symptome und abnorme klinische und Laborbefunde, die anderenorts nicht klassifiziert sind (sog. R-Kodes) sind nicht als Hauptdiagnose zu verwenden, wenn eine definitive Diagnose ermittelt wurde. Labor-, Röntgen-, pathologische und andere diagnostische Befunde dürfen nur kodiert werden, wenn sie eine klinische Bedeutung haben und die Definition einer Nebendiagnose erfüllen.

3.3.7 Tagesklinik, Tagesfälle bzw. teilstationäre Behandlung

In der Fallpauschalenverordnung ist für teilstationäre Fälle folgende Definition aufgeführt: Teilstationär ist eine Behandlung, die insbesondere aufgrund ihrer Komplexität oder bestehender Risiken im Krankenhaus erbracht werden muss, ohne eine vollstationäre Aufnahme zu erfordern. Sie wird im Rahmen eines stationären Behandlungskonzepts in der Regel an mehreren aufeinander folgenden Tagen oder Nächten sowie für eine bestimmte Behandlungsperiode mit tageweisen Unterbrechungen (Intervallbehandlung) in einem direkten Bezug zu einer Fachabteilung des Krankenhauses durchgeführt. Jeder Tag ist hier als separater Fall zu zählen. In der Fallpauschalenverordnung 2010 sind 5 teilstationäre DRGs für die aufgeführt:

A90A Teilstationäre geriatrische Komplexbehandlung, umfassende Behandlung – ohne Relativgewicht

A90B Teilstationäre geriatrische Komplexbehandlung, Basisbehandlung – ohne Relativgewicht

L90A Niereninsuffizienz, teilstationär, Alter < 15 Jahre – ohne Relativgewicht

L90B Niereninsuffizienz, teilstationär, Alter > 14 Jahre mit Peritonealdialyse – ohne Relativgewicht

L90C Niereninsuffizienz, teilstationär, Alter > 14 Jahre ohne Peritonealdialyse - RG 0,094

3.3.8 Besonderheiten für die Verschlüsselung von Diagnosen ambulanter Patienten

§ 295 SGB V verlangt die Verschlüsselung von Diagnosen auf Abrechnungsunterlagen und Arbeitsunfähigkeitsbescheinigungen, § 301 SGB V bei der Krankenhausbehandlung. Seit 2005 muss für stationäre als auch ambulante Abrechnungen einheitlich die aktuelle ICD-10-GM angewendet werden. Für die ambulante Versorgung gelten folgende Sonderregeln:

- Es ist zulässig, auf die fünfte Stelle bei der Verschlüsselung zu verzichten.
- Es sind weiterhin die Zusatzkennzeichen V Verdachtsdiagnose bzw. auszuschließende Diagnose, Z (symptomloser) Zustand nach der betreffenden Diagnose, A ausgeschlossene Diagnose und G gesicherte Diagnose zu verwenden. Das Zusatzkennzeichen G ist auch zu verwenden, wenn V, Z oder A nicht zutreffen. Im stationären Bereich bleiben diese Zusatzkennzeichen ausgeschlossen.
- Es ist weiterhin die Seitenlokalisation mit den Zusatzkennzeichen R rechts, L links und B beidseits anzugeben. Diese Zusatzkennzeichen können auch im stationären Bereich angegeben werden.

Die Anleitung zur Verschlüsselung in der ICD-10-GM, Version 2010, führt folgende Beispiele zur unterschiedlichen Vorgehensweise bei der Verschlüsselung auf:

Diagnose	§ 295 SGB V (ambulante Versorgung)	§ 301 SGB V (stationäre Versorgung)
Schnittwunde am linken Unterarm	S51.9 GL	S51.9 L
Schrumpfniere beiderseits	N26 GB	N26 B
Zustand nach Apoplex	I64 Z	Z86.7
Ausgeschlossener Herzinfarkt	I21.9 A	Z03.4
Verdacht auf Herzinfarkt	I21.9 V	Z03.4

3.4 Prozeduren

Alle signifikanten Prozeduren sind zu kodieren (DKR P001f). Die Definition einer signifikanten Prozedur ist, dass sie entweder

- chirurgischer Natur ist
- Spezialeinrichtungen, -geräte oder spezielle Ausbildung erfordert
- ein Eingriffsrisiko birgt
- ein Anästhesierisiko birgt.

In einem Prozedurenkode sind alle Komponenten, die in der Regel zu dem Standardeingriff gehören, eingeschlossen. Bei einer operativen Prozedur ist z.B. die Vorbereitung, die Anästhesie, der Zugang, die Naht usw. im Kode enthalten. Die Einzelkomponenten werden nicht gesondert verschlüsselt (s. 3.4.1). Prozedurenkodes sind bis zum höchsten möglichen Differenzierungsgrad auszuschöpfen.

Ziel der Dokumentation nach OPS sollte es sein, nur die aus ökonomischer Sicht und im Rahmen der externen Qualitätssicherung wesentlichen Leistungen verpflichtend abzubilden. Gruppierungsrelevant sind primär die Diagnosen, nicht die Leistungen, die aufgrund einer Diagnose erbracht werden. Nicht das Legen einer Thoraxdrainage, sondern der für diese Maßnahme ursächliche Pleuraerguss, nicht die Diagnostik zum Nachweis einer Infektion, sondern die Infektion selbst (dokumentiert über den ICD-10-Diagnosekode) sind primär oder sogar ausschließlich gruppierungsrelevant. Bereits seit dem DRG-System 2005 erhielten bestimmte Prozeduren jedoch eine größere Bedeutung bei der DRG-Zuordnung. Diese Entwicklung hat sich im System bis 2008 bedauerlicherweise weiter verstärkt. Abhängig von der jeweiligen DRG wurden "bestimmte OR-Prozeduren", "komplizierende OR-Prozeduren" bzw. "komplexe OR-Prozeduren" definiert, die teilweise erheblichen Einfluss auf die Entgelthöhe haben. Kritiker sprechen hier bereits von einem Wandel des DRG (diagnosis related groups)-Systems zum "PRG" (procedure related groups)–System. Die Gefahr dadurch besteht vor allem in einer ökonomisch motivierten Leistungsausweitung. Mit dem System 2009 bahnt sich hier wieder ein Wandel an, denn statt komplizierender Prozeduren spricht man jetzt von komplizierenden Konstellationen, wobei der Hauptdiagnose wieder eine leitende Gruppierungsfunktion zukommt.

Wie auch bei der Dokumentation von Diagnosen gilt bei der Prozedurenverschlüsselung der Grundsatz: Qualität geht vor Quantität. DRG-Evaluationsprojekte haben deutlich gezeigt, dass nicht die Menge der dokumentierten Diagnosen und Prozeduren, sondern die Qualität der verschlüsselten Diagnosen und Prozeduren ausschlaggebend für die Ermittlung des ökonomischen Schweregrades in einer DRG ist. Wenn mit der Dokumentation einer Leistung durch einen OPS-Kode keine Information vom dokumentierenden Arzt zum Empfänger des Kodes transportiert wird, kann die Dokumentation dieses Kodes auch unterbleiben. Steht die Hauptdiagnose nicht in Zusammenhang mit einer operativen Prozedur, erfolgt die Zuordnung in eine Fehler-DRG. Dies kann einerseits korrekt sein, z.B. bei der Behandlung einer während des stationären Aufenthalts aufgetretenen Komplikation, ist andererseits jedoch meistens auf die falsche Wahl der Hauptdiagnose zurückzuführen. In jedem Fall gilt, dass zu einer Prozedur auch eine entsprechende Diagnose verschlüsselt werden sollte.

3.4.1 Prozedurenkomponenten

Normalerweise ist eine Prozedur vollständig mit all ihren Komponenten, wie z. B. Vorbereitung, Lagerung, Anästhesie, Zugang, Naht, usw. in einem Kode abgebildet. Prozedurenkomponenten dürfen nicht getrennt kodiert werden, außer wenn sie als alleinige Maßnahmen (z.B. Hautnaht nach Verletzung) oder üblicherweise nicht im Rahmen der Gesamtprozedur durchgeführt werden. Da die Zahl verabreichter Blutkonserven oder Blutkomponenten relevant ist für die eventuelle Abrechnung von Zusatzentgelten, ist hier in jedem Fall eine gesonderte Erfassung notwendig, selbst wenn bei einem Eingriff in jedem Fall mit einer Transfusion zu rechnen ist (z.B. bei einer Dekortikation und erweiterten Pneumonektomie beim Mesotheliom).. Dies gilt auch beim Einsatz der Herz-Lungen-Maschine.

Auch postoperative Maßnahmen wie Schmerztherapie oder parenterale Ernährung dürfen nur dann kodiert werden, wenn sie als alleinige Maßnahme durchgeführt werden. Kommt also ein Patient ausschließlich zur Schmerztherapie, ist der entsprechende Prozedurenkode anzugeben. Auf Ausnahmen wird in den Kodierrichtlinien hingewiesen. So wird z. B. bei Operationen am Nervensystem der Zugang extra kodiert.

3.4.2 Prozeduren, die normalerweise nicht verschlüsselt werden

Prozeduren, die routinemäßig bei den meisten Patienten und/oder mehrfach während eines Krankenhausaufenthaltes durchgeführt werden, werden nach dem OPS-Katalog nicht verschlüsselt, da sich der Aufwand für diese Prozeduren nach bisheriger Einschätzung in der Diagnose oder in den anderen angewandten Prozeduren widerspiegelt (DKR P014e).
Beispiele für nicht kodierbare Prozeduren :
- Gipsverbände mit Ausnahme aufwendiger Gipsverbände (8-310)
- Verbände, außer bei großflächigen und schwerwiegenden Hauterkrankungen (8-191)
- Kardioplegie
- Kardiotokographie (CTG)
- Medikamentöse Therapie mit folgenden Ausnahmen:
  - bei Neugeborenen
  - nicht-antibiotische Chemotherapie
  - systemische Thrombolyse
  - Immunglobulingabe
  - Gabe von Gerinnungsfaktoren
  - Andere Immuntherapie (8-547)
  - antiretrovirale Therapie
  - Medikamente aus 6-00
- Echokardiographie
- Ruhe-EKG
- Langzeit-EKG
- Belastungs-EKG

- 24-Stunden-Blutdruckmessung
- Legen einer Magensonde
- Legen eines transurethralen Blasenkatheters
- Subkutane Medikamentengabe, z. B. Heparin
- Blutentnahme
- Aufnahme- und Kontrolluntersuchung
- Visite
- Konsiliaruntersuchung
- Konventionelle Röntgenuntersuchungen
- Lungenfunktionstest mit Ausnahme von pneumologischen Funktionsuntersuchungen (1-71)
- Blutgasanalyse in Ruhe
- Atemgasanalyse
- Sonographien mit Ausnahme der Endosonographie und der komplexen differentialdiagnostischen Sonographie mit digitaler Bild- und Videodokumentation

3.4.3 Multiple / Bilaterale Prozeduren

Die Prozedurenkodierung soll, wo es möglich ist, den Aufwand widerspiegeln, und daher sind multiple oder bilaterale Prozeduren so oft zu kodieren, wie sie während der Behandlungsphase durchgeführt wurden, sofern kein eigener Kode für den bilateralen oder multiplen Eingriff existiert (DKR P005h). Es ist daher in jedem Fall die Angabe der Seitenlokalisation bzw. der beidseitigen Erbringung notwendig.

Ausnahmen:
- Multiple Eingriffe (Exzisionen von Hautläsionen, Biopsien oder ähnlich aufwendige Prozeduren) gleicher Lokalisation werden nur einmal verschlüsselt.
- Kodes mit Mengenangaben (z.B. Bluttransfusionen)
- Kodes mit entsprechenden Richtlinien nach DKR P005h

Einige Verfahren, die während einer stationären Behandlung wiederholt durchgeführt werden, sind ebenfalls nur einmal pro stationärem Aufenthalt zu kodieren: chirurgische Wundtoilette

[Wunddebridement] (5-893, DKR P012d) und Schmerztherapie (8-91, DKR P005h), therapeutische Pleurapunktion 8-152.1. Mehrere Blöcke einer Chemotherapie bei Neubildungen (8-54ff.) innerhalb eines stationären Aufenthaltes sind auch mehrfach zu kodieren.

3.4.4 "Sonstige" und "nicht näher bezeichnete" Prozedurenkodes

Die fünfte oder sechste Stelle des OPS-Kodes besitzt in einigen Bereichen eine alphanumerische Struktur, da die zur Verfügung stehenden zehn numerischen Untergliederungen für die erforderlichen Inhalte nicht ausreichen. Hier sind spezifische Maßnahmen oder Lokalisationen kodierbar. Eine alphanumerische Struktur wurde ebenfalls für die Bezeichnung der Resteklassen .x "sonstige" und .y "nicht näher bezeichnet" gewählt.

Ähnlich wie bei der Verschlüsselung der Diagnosen, dürfen die Resteklassen (.x, .y) nicht verwendet werden, um Prozeduren aufzufangen", die anderenorts klassifiziert sind.

3.4.5 Versorgung intraoperativer Komplikationen

Die Versorgung von intraoperativen Komplikationen wird gesondert kodiert.

3.4.6 Zusatzinformationen zu den Operationen bzw. operativen und nicht-operativen Prozeduren

Bei Wiedereröffnung eines Operationsfeldes ist - wenn vorhanden – ein spezifischer Kode für die Reoperation zu verwenden (DKR P013d), z. B.:

5-340.3 Rethorakotomie
    Exkl.: Rethorakotomie mit Revision einer Bronchusstumpfinsuffizienz (5-321.3)
5-340.6 Rethorakoskopie

Fehlt diese Möglichkeit, werden die Prozedur und ein Zusatzkode angegeben, z. B. Reverschluss nach Embolektomie der A. femoralis:

5-380.70   Inzision, Embolektomie und Thrombektomie von Blutgefäßen: Arterien Oberschenkel: A. femoralis
5-983   Reoperation

Weiterhin sollen bei Operationen angegeben werden:
5-984   Mikrochirurgische Technik
(Unter einem mikrochirurgischen Eingriff werden Operationen verstanden, die mit Hilfe eines Mikroinstrumentariums und einer optischen Vergrößerung in entsprechender Operationstechnik unter maximaler Gewebeschonung durchgeführt werden.)
5-985.ff   Lasertechnik
5-986   Minimalinvasive Technik
5-988   Anwendung eines Navigationssystems (bei Therapie)
1-999.0   Anwendung eines bronchopulmonalen elektromagnetischen Navigationssystems (bei Diagnostik)
5-989   Fluoreszenzgestützte Therapieverfahren
1-999.1   Fluoreszenzgestützte diagnostische Verfahren
5-995   Vorzeitiger Abbruch einer Operation (Eingriff nicht [nahezu] komplett durchgeführt. Wird eine Teilleistung erbracht, so ist nur diese zu kodieren.)

Zusatzinformation zu nichtoperativen therapeutischen Maßnahmen.
8-988   Anwendung eines Navigationssystems

3.4.7   Nicht vollendete Prozedur

Besteht die Möglichkeit, eine erbrachte Teilleistung kodieren, wird nur die Teilleistung kodiert. Wenn hingegen eine Prozedur nahezu vollständig erbracht wird, ist sie auch vollständig zu kodieren. In allen anderen Fällen ist die geplante, abgebrochene Prozedur zu kodieren und der Kode 5-995 Vorzeitiger Abbruch einer Operation zu verwenden.

3.4.8 Anästhesie

Die Anästhesie im Rahmen von Operationen ist Bestandteil des operativen Prozedurenkodes und wird nicht gesondert verschlüsselt. Bei Untersuchungen, die nur ausnahmsweise unter Allgemeinanästhesie durchgeführt werden, wird die Anästhesie gesondert kodiert, beispielsweise bei einer stereotaktischen Einzeit-Lungenbestrahlung oder einer CT-Untersuchung bei einem kleinen Kind. Eine Analgosedierung beim Erwachsenen ist nicht zu kodieren. Der Kode: 8-903 (Analgo-)Sedierung ist nur für Patienten bis zur Vollendung des 18. Lebensjahres anzugeben Weiterhin wird eine Untersuchung unter Allgemeinanästhesie nur dann gesondert kodiert, wenn die Untersuchung die einzige unter Anästhesie vorgenommene Maßnahme ist, also keine Operation durchgeführt wird.

Beispiel:
CT-Untersuchung bei einem kleinen Kind mit angeborenen Bronchiektasen unter Vollnarkose

Hauptdiagnose:
Q33.4   Angeborene Bronchiektasie

Prozeduren:
3-202   Native Computertomographie des Thorax
8-900   Intravenöse Anästhesie

3.4.9   Verwendete Begriffe und Symbole

Alle Schlüsselnummern, die mit einem Zusatzkennzeichen (R=rechts, L=links, B=beidseitig) versehen werden müssen, sind in der Ausgabe des DIMDI mit dem Zeichen ↔ gekennzeichnet.

3.4.10 Multiple Prozeduren

Die Prozedurenkodierung soll, wo es möglich ist, den Aufwand widerspiegeln, und daher sind allgemein multiple Prozeduren so oft zu kodieren, wie sie während der Behandlungsphase durchgeführt wurden (DKR P005h). Nur einmal während einer stationären Behandlung zu kodierende Prozeduren sind aus pragmatischen Gründen unter Angabe des Datums der ersten Leistung anzugeben,

- wenn Verfahren Mengenangaben (z.B. Bluttransfusionen) im Kode enthalten
- wenn Hinweise oder Richtlinien anweisen, einen Kode nur einmal anzugeben bzw. wenn Verfahren während einer stationären Behandlung grundsätzlich wiederholt durchgeführt werden

Prozeduren, die nur einmal pro stationärem Aufenthalt zu kodieren sind

- Untersuchung der elektrophysiologischen Aktivität des Herzens (1-265)
- Verband bei großflächigen und schwerwiegenden Hauterkrankungen (8-191)
- Applikation von Medikamenten (6-00)
- Diagnostische perkutane Punktion der Pleurahöhle (1-844)
- Therapeutische perkutane Punktion des Thorax, Pleurahöhle (8-152.1)
- Diagnostische perkutane Punktion und Aspiration der Bauchhöhle, Aszitespunktion (1-853.2)
- Therapeutische perkutane Punktion der Bauchhöhle (8-153)
- Spülung (Lavage) (8-17)
- Lagerungsbehandlung (8-390.ff)
- Frührehabilitative Komplexbehandlung (8-55)
- Physikalisch-therapeutische Einzelmaßnahmen (8-56)
- Elektrostimulation, Elektrotherapie und Dauer der Behandlung durch fokussierten Ultraschall (8-63 bis 8-66)
- Offenhalten der oberen Atemwege (8-700)
- Maschinelle Beatmung über Maske oder Tubus (8-71)
- Sauerstoffzufuhr bei Neugeborenen (8-720)

- Transfusionen von Vollblut, Erythrozytenkonzentrat und Thrombozytenkonzentrat (8-800)
- Transfusion von Leukozyten (8-802
- Transfusion von Plasma, Plasmabestandteilen und Infusion von Volumenersatzmitteln (8-81)
- Schmerztherapie (8-91)
- Patientenmonitoring (8-92 bis 8-93)
- Phoniatrische und pädaudiologische Komplexbehandlung (9-31)
- Psychosoziale, psychosomatische und neuropsychologische Therapie (9-40)

3.4.11 Wichtige Prozeduren in der Pneumologie

Mit zunehmender Ausdifferenzierung des Systems finden sich auch mehr spezielle Prozeduren für die Pneumologie, insbesondere die Funktionsdiagnostik. Beispielhaft seien hier genannt:

1-700 Spezifische allergologische Provokationstestung
Inkl.: Kutane, orale, nasale, bronchiale, subkutane oder intravenöse allergologische Provokationstestung
Allergologische Provokationstestung durch Stichprovokation
Hinw.: Die Anwendung dieses Kodes setzt die kontinuierliche ärztliche Überwachung in Notfallbereitschaft voraus.

1-710 Ganzkörperplethysmographie
Inkl.: Untersuchung mit Applikation pharmakodynamisch wirksamer Substanzen
Hinw.: Spirometrie und Flussvolumenkurve sind im Kode enthalten

1-711 Bestimmung der CO-Diffusionskapazität
Inkl.: Single-breath- und Steady-state-Verfahren

1-712 Spiroergometrie

1-713 Messung der funktionellen Residualkapazität [FRC] mit der Helium-Verdünnungsmethode

4. Spezielle Kodierregeln für die Pneumologie

4.1 Neubildungen

Die Verschlüsselung der Diagnostik und Therapie eines Malignoms sollte einer Systematik folgen, die Sitz, Ausdehnung, Begleiterscheinungen, funktionelle Folgen und Therapiefolgen berücksichtigt. Es ist dabei aber stets darauf zu achten, dass insbesondere die verschlüsselten Nebendiagnosen jeweils auch aufwandsrelevant im Sinne der Definition der Nebendiagnose waren.

4.1.1 Behandlung des Primärtumors

Erfolgt die stationäre Aufnahme zur Behandlung eines primären Malignoms, ist das primäre Malignom als Hauptdiagnose-Kode zuzuweisen (DKR 0201f).

Beispiel:
Ein Patient mit einem lymphogen und hepatisch metastasierten Lungenkarzinom wird zur zytostatischen Behandlung mit Carboplatin (d1)/ Etoposid (d1-3) aufgenommen.

Hauptdiagnose:
C34.1   Lungenkarzinom Oberlappen

Nebendiagnosen:
C77.1   Lymphknotenmetastasen intrathorakal
C78.7   Sekundäre bösartige Neubildung der Leber

Prozedur:
8-542.32   Nicht komplexe Chemotherapie
Bei anderen Zytostatika ist ggfls. noch ein Kode für die dosisabhängige Gabe einer Substanz aus dem Zusatzentgeltkatalog anzugeben

Der Malignom-Kode ist als Hauptdiagnose für jeden Krankenhausaufenthalt in Zusammenhang mit der bösartigen Neubildung anzugeben, bis die Behandlung endgültig abgeschlossen
ist, also auch, wenn der Primärtumor nicht mehr vorhanden ist.
Das gilt beispielsweise bei einer notwendigen Folgeoperation
oder auch bei adjuvanter Chemotherapie. Im Beispiel werden
sämtliche Tumormanifestationen angegeben, da die zytostatische Behandlung als systemische Behandlung alle Manifestationen einschließt. Die Richtigkeit dieser Vorgehensweise bei
der Verschlüsselung wurde vom InEK sowie in den konsentierten
Kodierempfehlungen des MDS (Medizinischer Dienst der Spit-
zenverbände der Krankenkassen e.V) bestätigt.

Für die Verschlüsselung des Primärtumors sieht die ICD-10-
GM folgende Systematik vor:

C33	Trachea
C34.0	Hauptbronchus
	Carina tracheae
	Hilus (Lunge)
C34.1	Oberlappen (-Bronchus)
C34.2	Mittellappen (-Bronchus)
C34.3	Unterlappen (-Bronchus)
C34.8	Bronchus und Lunge, mehrere Teilbereiche überlappend
C34.9	Bronchus oder Lunge, nicht näher bezeichnet
C37	Bösartige Neubildung des Thymus
C38.-	Bösartige Neubildung des Herzens, des Mediastinums und der Pleura
	Exkl.: Mesotheliom (C45.-)
C38.0	Herz
	Perikard
	Exkl.: Große Gefäße (C49.3)
C38.1	Vorderes Mediastinum
C38.2	Hinteres Mediastinum
C38.3	Mediastinum, Teil nicht näher bezeichnet
C38.4	Pleura
C38.8	Herz, Mediastinum und Pleura, mehrere Teilbereiche überlappend

C39.-	Bösartige Neubildung sonstiger und ungenau bezeichneter Lokalisationen des Atmungssystems und sonstiger intrathorakaler Organe
	Exkl.: Intrathorakal o.n.A. (C76.1)
	Thorakal o.n.A. (C76.1)
C39.0	Obere Atemwege, Teil nicht näher bezeichnet
C39.8	Atmungsorgane und sonstige intrathorakale Organe, mehrere Teilbereiche überlappend
	Bösartige Neubildung der Atmungsorgane und sonstiger intrathorakaler Organe, deren Ursprungsort nicht unter den Kategorien C30-C39.0 klassifiziert werden kann
C39.9	Ungenau bezeichnete Lokalisationen des Atmungssystems
	Respirationstrakt o.n.A.
C41.-	Bösartige Neubildung des Knochens und des Gelenkknorpels sonstiger und nicht näher bezeichneter Lokalisationen
C41.3-	Rippen, Sternum und Klavikula
C41.30	Rippen
C41.31	Sternum
C41.32	Klavikula
C45.0	Mesotheliom der Pleura
	Exkl.: Sonstige bösartige Neubildungen der Pleura (C38.4)
C45.1	Mesotheliom des Peritoneums Mesenterium, Mesokolon, Omentum, Peritoneum (parietale) (viscerale)
	Exkl.: Sonstige bösartige Neubildungen des Peritoneums (C48.-)
C45.2	Mesotheliom des Perikards
	Exkl.: Sonstige bösartige Neubildungen des Perikards (C38.0)
C45.7	Mesotheliom sonstiger Lokalisationen
C45.9	Mesotheliom, nicht näher bezeichnet

Zur Abbildung von Genmutationsanalysen wurde ein neuer Kode geschaffen:

1-992　　Durchführung von Genmutationsanalysen bei soli-
den bösartigen Neubildungen

Inkl.:　　Analysen zur Therapieplanung und -steuerung, z.B.
K-RAS bei Kolonkarzinom oder HER2-neu bei Mam-
makarzinom

Exkl.:　　Komplexe neuropädiatrische Diagnostik mit erweiterter genetischer Diagnostik (1-942.2)
Basisdiagnostik bei unklarem Symptomkomplex bei
Neugeborenen und Säuglingen mit erweiterter genetischer Diagnostik (1-944.1)

4.1.2　Behandlung sekundärer Neubildungen

Erfolgt die Aufnahme nur zur Behandlung von Metastasen,
ist/sind die Metastase(n) als Hauptdiagnose-Kode anzugeben und zusätzlich, sofern bekannt, eine bzw. mehrere
Neben¬diagnose(n) für den Primärtumor. Das primäre Malignom ist selbst einige Jahre nach der Resektion des Primärtumors Nebendiagnose, da der Patient nach wie vor wegen
dieses Malignoms behandelt wird. Ist die Lokalisation des Primärtumors unbekannt, ist ein Kode aus C80.– Bösartige Neubildung ohne Angabe der Lokalisation zu kodieren

Wird ein Patient zur Behandlung nur seiner Metastasen aufgenommen, sind die Metastasen als Hauptdiagnose anzugeben.
Das primäre Malignom wird in diesem Fall als Nebendiagnose
verschlüsselt, da der Patient nach wie vor wegen dieses Malignoms behandelt wird. Dies gilt auch für den Fall, dass der
Primärtumor Jahre zuvor entfernt wurde. (DKR 0201f)

Erfolgt die stationäre Aufnahme zur spezifischen Behandlung
oder Diagnostik einer Metastasenregion, beispielsweise für
einen operativen Eingriff oder eine Strahlentherapie, ist die
Region mit der gruppierungsrelevanten Prozedur die Hauptdiagnose.

Beispiel:
Ein Patient mit multiplen Metastasen eines Lungenkarzinoms wird wegen symptomatischer Hirnfiliae aufgenommen, es werden nur die Hirnfiliae diagnostiziert.

Hauptdiagnose:
C79.3   Sekundäre bösartige Neubildung des Gehirns

Nebendiagnose:
C34.0   Lungenkarzinom, Hauptbronchus

Prozedur:
3-220   CT Schädel mit Kontrastmittel

Wenn Sie im Einzelfall unsicher sind, welche Diagnose als Hauptdiagnose zu wählen ist, wenden Sie sich an Ihr Medizincontrolling, damit die Entscheidung ggf. gemeinsam getroffen werden kann.

Für den Kode J91* Pleuraerguss bei anderenorts klassifizierten Krankheiten findet sich kein Hinweis auf entsprechende Kreuzkodes. Jede Schlüsselnummer, die die Ätiologie des Pleuraergusses kodiert, kann verwendet werden, wie z.B. I50.1- , und wird mit einem Kreuz (†) gekennzeichnet.
Das DIMDI hat den Autoren bestätigt, dass bei der Behandlung eines Pleuraergusses auf dem Boden einer sekundären Neubildung der Pleura die Verwendung der Kodekombination C78.2†/J91* klassifikatorisch korrekt ist. So und nur so sollte also verfahren werden.
Bei der Drainagenbehandlung eines wurde neu eine Unterteilung nach Art der Drainage eingeführt:

8-144   Therapeutische Drainage der Pleurahöhle
Inkl.:   Zugang durch Mini-Thorakotomie
Exkl.:   Therapeutische perkutane Punktion der Pleurahöhle (8-152.1)
            Drainage der Brustwand oder Pleurahöhle, offen chirurgisch (5-340.0)
Hinw.:   Therapeutische Spülungen der Pleurahöhle sind gesondert zu kodieren (8-173.1 ff.)
8-144.0↔ Großlumig

Inkl.: Bülaudrainage
8-144.1↔ Kleinlumig, dauerhaftes Verweilsystem
8-144.2↔ Kleinlumig, sonstiger Katheter
Inkl.: Pleurakatheter

4.1.3 Nachuntersuchung bei Malignomen

Ein "Anamnese-Kode" wird dann zugewiesen, wenn man von einer definitiven Heilung ausgehen kann. Wann dies bei einem Patienten möglich ist, hängt von der jeweiligen Erkrankung ab. Da die Feststellung eigentlich nur retrospektiv möglich ist, wird die Unterscheidung eher "klinisch" auf der Basis einer fortgesetzten Behandlung des Malignoms als nach einem festgelegten Zeitrahmen getroffen.

Wenn bei einer Nachuntersuchung eines Malignoms nach Abschluss der Behandlung kein Tumorgewebe nachgewiesen wird, ist eine Diagnose der Kategorie Z08.- Nachuntersuchung nach Behandlung wegen bösartiger Neubildung die Hauptdiagnose. Da kein Tumorgewebe mehr vorhanden und die Behandlung abgeschlossen ist, darf der Primärtumor nicht mehr verschlüsselt werden.

Beispiel:
Zustand nach Operation bei Lungenkarzinom, Nachuntersuchung unauffällig, kein Tumorgewebe nachweisbar, Behandlung beendet.

Hauptdiagnose:
Z08.0   Nachuntersuchung nach chirurgischem Eingriff wegen bösartiger Neubildung

Nebendiagnosen:
Z85.1   Bösartige Neubildung der Trachea, der Bronchien oder der Lunge in der Eigenanamnese
Z90.2   Verlust der Lunge (Teile der Lunge)

Wird hingegen bei einer Nachuntersuchung (erneut) Tumor gefunden, beispielsweise im Sinne eines Rezidivs oder Auftretens von Metastasen, wird das Tumorgewebe nach o.g. Definition erneut als Hauptdiagnose verschlüsselt, weil das Tumorleiden als ganzes zytostatisch behandelt wird.

Beispiel:
Die Nachuntersuchung zeigt sonografisch eine Lebermetastase, eine zytostatische Behandlung wird eingeleitet.

Hauptdiagnose:
C34.0   Lungenkarzinom Hauptbronchus

Nebendiagnosen:
C78.7   Sekundäre bösartige Neubildung der Leber
Z90.2   Verlust der Lunge (Teile der Lunge)

Prozedur:
8-542.-   Nicht komplexe Chemotherapie
+ ggfls. Kode für dosisabhängige Gabe einer Substanz aus
          dem Zusatzentgeltkatalog

Ein Lokalrezidiv ist als Hauptdiagnose wie ein Primärtumor zu kodieren.

4.1.4   Primärtumor mit unbekannter Lokalisation

Hier für steht der Kode C80 Bösartige Neubildung ohne Angabe der Lokalisation zur Verfügung. Ist hingegen die Entität eines immunhistochemisch wahrscheinlichen, aber nicht lokalisierbaren Lungenkarzinoms nachgewiesen, sollte C34.9 Lungenkarzinom, nicht näher bezeichnet kodiert werden. Erfolgt die Aufnahme zur Chemotherapie von Metastasen bei unbekannten Primärtumor, ist nicht C80, sondern die Metastasenlokalisation als Hauptdiagnose anzugeben, die den höchsten Ressourcenverbrauch zeigt (DKR 0201f).

4.1.5   Bösartige Neubildungen an mehreren Lokalisationen

Bei Vorliegen primärer Neubildungen an mehreren Lokalisationen steht der Kode C97! Bösartige Neubildungen als Primärtumoren an mehreren Lokalisationen zur Verfügung. Die einzelnen Tumoren sind separat zu kodieren. Die Schlüsselnummer C97! kann auch dann verwendet werden, wenn die

einzelnen Primärtumoren nur durch eine einzige Schlüsselnummer (z.B. C43.5 Bösartiges Melanom des Rumpfes) kodiert werden. Die Wahl der Hauptdiagnose bei verschiedenen
Tumoren erfolgt nach den o.a. Kriterien für die Hauptdiagnose
(DKR D002f), insbesondere sollte sie nach dem Grundsatz des
höchsten Ressourcenverbrauchs erfolgen. Auch hier gilt: gibt
es Schwierigkeiten bei der Wahl der richtigen Hauptdiagnose,
setzen Sie sich mit Ihrem Medizincontrolling in Verbindung.

4.1.6   Lymphangiosis carcinomatosa

Eine Lymphangiosis wird analog einer Metastasierung kodiert
(DKR 0214d). Der Primärtumor wird, wenn bekannt, als Hauptdiagnose kodiert. Wie auch bei der Angabe einer Tumorformel,
besteht bei der Verschlüsselung der Eindruck einer gewissen
Klassfikationslücke oder -ungenauigkeit. Wird beispielsweise
bei einem Lungenkarzinom eine beidseitige pulmonale oder
bronchiale diffuse Lymphangiosis carcinomatosa nachgewiesen, so ist der kontralaterale Befall als Lungenmetastasierung
(C78.0) zu verschlüsseln.

4.1.7   Malignes Lymphom

Lymphomen, die als „extranodal" ausgewiesen werden oder die
sich in einem anderen Gebiet als den Lymphdrüsen befinden
(z.B. das MALT-Lymphom des Magens), ist der entsprechende
Kode aus den Kategorien C81 bis C88 zuzuweisen.. Als ein-
zige Metastasenlokalisationen bei malignen Lymphomen sind
C79.5 Knochen(marks)herde bei malignen Lymphomen sowie
C79.3 bei cerebralem oder meningealem Befall kodierbar.
Auch bei Lymphomen, die als "extranodal" ausgewiesen wer-
den (z.B. Lunge), wird der entsprechende Kode den Kategorien
C81 bis C88 zugewiesen (DKR 0215h).
Bei Lymphomen sind die folgenden Kodes nicht zuzuordnen:
C77.–   Sekundäre und nicht näher bezeichnete bösartige
         Neubildung der Lymphknoten
C78.–   Sekundäre bösartige Neubildung der Atmungs- und
         Verdauungsorgane

C79.0	Sekundäre bösartige Neubildung der Niere und des Nierenbeckens
C79.1	Sekundäre bösartige Neubildung der Harnblase sowie sonstiger und nicht näher bezeichneter Harnorgane
C79.2	Sekundäre bösartige Neubildung der Haut
C79.4	Sekundäre bösartige Neubildung sonstiger und nicht näher bezeichneter Teile des Nervensystems
C79.6	Sekundäre bösartige Neubildung des Ovars
C79.7	Sekundäre bösartige Neubildung der Nebenniere
C79.8-	Sekundäre bösartige Neubildung sonstiger näher bezeichneter Lokalisationen
C79..9	Sekundäre bösartige Neubildung nicht näher bezeichneter Lokalisation

Für die Verschlüsselung einer Knochenbeteiligung bei malignen Lymphomen ist

C79.5	Sekundäre bösartige Neubildung des Knochens und des Knochenmarkes
	Knochen(mark)herde bei malignen Lymphomen (Zustände klassifizierbar unter C81–C88)

anzugeben.

Soll das Vorliegen eines Befalls der Hirnhäute oder des Gehirns bei Neoplasien des lympha¬tischen, blutbildenden und verwandten Gewebes angegeben werden, ist eine zusätzliche Schlüsselnummer

C79.3	Sekundäre bösartige Neubildung des Gehirns und der Hirnhäute

zu verwenden.

4.1.8   Chemotherapie bei Neoplasien

Sowohl bei einem ein- als auch mehrtägigen stationären Aufenthalt ist die Erkrankung, welche die Chemotherapie erforderlich macht, als Hauptdiagnose zuzuweisen, d. h. das Malignom ist als Entlassungshauptdiagnose zu kodieren. (DKR 0201f).
Die Anwendung von Chemotherapie ist als Prozedur mit einem OPS-Schlüssel zu kodieren. Hier wird zwischen nicht komple-

xer Chemotherapie (8-542.-), mittelgradig komplexer und intensiver Blockchemotherapie (8-543.-) sowie hochgradig komplexer und intensiver Blockchemotherapie (8-544.-) unterschieden. Bei den für thorakale Malignome relevanten Chemotherapien sind die meisten konventionellen Schemata zur Behandlung des Lungenkarzinoms bei der Prozedur 8-542.- hinterlegt, nur die Cisplatin enthaltenden Zweifach- und Dreifachschemata bei der Prozedur 8-543.-.

Zur transparenteren Abbildung des Aufwandes der Chemotherapie ist in 2010 eine weitere Differenzierung der Kodes nach Anzahl der Medikamente und Applikationstagen vorgesehen. Beispielhaft ist hier die Tabelle für die nicht komplexe Chemotherapie angegeben:

8-542.1	1 Tag
8-542.11	1 Medikament
8-542.12	2 Medikamente
8-542.13	3 Medikamente
8-542.14	4 Medikamente und mehr
8-542.2	2 Tage
8-542.21	1 Medikament
8-542.22	2 Medikamente
8-542.23	3 Medikamente
8-542.24	4 Medikamente und mehr
8-542.3	3 Tage
8-542.31	1 Medikament
8-542.32	2 Medikamente
8-542.33	3 Medikamente
8-542.34	4 Medikamente und mehr
8-542.4	4 Tage
8-542.41	1 Medikament
8-542.42	2 Medikamente
8-542.43	3 Medikamente
8-542.44	4 Medikamente und mehr

8-542.5	5 Tage
8-542.51	1 Medikament
8-542.52	2 Medikamente
8-542.53	3 Medikamente
8-542.54	4 Medikamente und mehr

8-542.6	6 Tage
8-542.61	1 Medikament
8-542.62	2 Medikamente
8-542.63	3 Medikamente
8-542.64	4 Medikamente und mehr

8-542.7	7 Tage
8-542.71	1 Medikament
8-542.72	2 Medikamente
8-542.73	3 Medikamente
8-542.74	4 Medikamente und mehr

8-542.8	8 Tage
8-542.81	1 Medikament
8-542.82	2 Medikamente
8-542.83	3 Medikamente
8-542.84	4 Medikamente und mehr

8-542.9	9 Tage und mehr
8-542.91	1 Medikament
8-542.92	2 Medikamente
8-542.93	3 Medikamente
8-542.94	4 Medikamente und mehr

Für den Kode 8-542.- findet sich folgender Hinweis:
Diese Kodes sind zu verwenden bei subkutaner oder intravenöser Chemotherapie mit 1-2 Medikamenten als Eintages-Chemotherapie. Jeder Therapieblock (ein- oder mehrtägig hintereinander) ist einmal zu kodieren. Es zählen nur die Tage, an denen eine Chemotherapie appliziert wird. Bei Gaben über Nacht zählt nur der Tag, an dem die Gabe begonnen wurde. Pausen von maximal einem Tag Dauer werden mitgezählt,

wenn sie regelhaft zum jeweiligen Chemotherapie-Protokoll gehören. Pausen ab zwei Tagen führen dazu, dass ein neuer Kode angegeben werden muss. Es zählen alle zytostatischen Medikamente, unabhängig davon, ob sie über alle zu berechnenden Tage verabreicht wurden oder über weniger Tage. Gezählt werden die verwendeten Zytostatika und nicht die Einzelapplikationen

Für die Kodes aus 8-543.- sind die Vorgaben differenzierter: Es werden mindestens 2 Zytostatika innerhalb des Chemotherapieblocks intravenös verabfolgt oder es erfolgt eine komplexe und intensive Chemotherapie mit aufwendiger, messungsabhängiger Therapiesteuerung (z.B. HD-Methotrexat mit spiegelabhängiger Folinsäure-Rescue). Es zählen nur die Tage, an denen eine Chemotherapie appliziert wird. Bei Gaben über Nacht zählt nur der Tag, an dem die Gabe begonnen wurde. Pausen von maximal einem Tag Dauer werden mitgezählt, wenn sie regelhaft zum jeweiligen Chemotherapie-Protokoll gehören. Pausen ab zwei Tagen führen dazu, dass ein neuer Kode angegeben werden muss. Es zählen alle zytostatischen Medikamente, unabhängig davon, ob sie über alle zu berechnenden Tage verabreicht wurden oder über weniger Tage. Gezählt werden die verwendeten Zytostatika und nicht die Einzelapplikationen. Bei Gabe von Hochdosis-Methotrexat zählen die Tage mit Spiegelmessung zur Chemotherapie

Die Liste bzw. Zuordnung wird ständig aktualisiert und ist nachzulesen auf der Seite http://www.dimdi.de/de/klassi/prozeduren/ops. Ferner sind teuere Zytostatika wie Pemetrexed (6-001.c-), Paclitaxel (6-001.f-), Docetaxel (6-002.h-), Gemcitabine (6-001.1-), Topotecan (6-002.4-), Oxaliplatin (6-001.5-) und Irinotecan (6-001.3-), die Gabe von Pegfilgrastm (Neulasta /6-002.7-), Bevacizumab parenteral (Avastin /6-002.9-) ab einer bestimmten Dosis extra zu kodieren, und zwar nach Dosisschritten. Bei der Gabe von Antikörpern, koloniestimulierenden Faktoren oder verschiedener Antibiotika (Antimykotika) wird genauso verfahren. Es ist die Zuordnung des jeweiligen OPS-Kodes entsprechend der verabreichten Dosierung zu wählen. Eine Übersicht der für die Pneumologie wichtigen Zusatzentgelte findet sich im Anhang.

Eine eventuell bei der Zubereitung entstehende Verwurfmenge kann im stationären Bereich, anders als bei der ambulanten Rezeptur, nicht kodiert werden. Es gilt ausschließlich die tatsächlich applizierte Dosis für die Zuordnung des Kodes. Für die Wahl des OPS-Kodes ist die verabreichte Gesamtdosis des Falles heranzuziehen. Entsprechende Dosen aus zwei Zyklen während eines stationären Aufenthaltes sind zu addieren. Als Datum ist die erste Gabe des Medikamentes zu wählen. Am wenigsten fehleranfällig dürfte es sein, wenn die Verschlüsselung der Zytostatika durch den "Leistungserbringer" Apotheke direkt bei der jeweiligen Zubereitung kodiert wird.

Beispiel:
Ein Patient mit pulmonal metastasiertem Rektumkarzinom (Körperoberfläche 2,0 m2) wird zur mehrtägigen stationären Chemotherapie mit FOLFIRI (5-FU/ 400 mg/m2; Calciumfolinat 400 mg/m2 ; Irinotecan 180 mg/m2 jeweils Tag1) aufgenommen, am Tag 8 wird Cetuximab 250 mg/m2 verabreicht

Hauptdiagnose:
C20   Rektumkarzinom

Nebendiagnosen:
C78.0   Sekundäre bösartige Neubildung der Lunge

Prozedur:
8-543.13   mittelgradig komplexe Chemotherapie (ein Tag, drei Medikamente)
6-001.32   Irinotecan, parenteral 300- unter 400 mg

4.1.9   Andere Chemotherapie

Als Chemotherapie im allgemeinen bezeichnet man auch die Behandlung mit Medikamenten wie Virustatika, zytotoxischen Antibiotika oder immunmodulierenden Substanzen. Erfolgt eine stationäre Chemotherapie zur Behandlung von anderen Erkrankungen als Neoplasien, beispielsweise zur Cyclophosphamid-Therapie bei M. Wegener, erfolgt die Abbildung über den entsprechenden OPS-Kode, zusätzlich ist 8-547.30 Immunsuppression intravenös zu verschlüsseln.

4.1.10 Strahlentherapie bei Neoplasien

Strahlentherapeutische Prozeduren sind seit 2004 gruppierungsrelevant und daher vollständig und gewissenhaft zu kodieren (8-52ff. Strahlentherapie, 8-53ff. Nuklearmedizinische Therapie). Die Strahlentherapie beinhaltet die regelmäßige Dokumentation mit geeigneten Systemen (Film, Portal-Imaging-System). Jede Fraktion ist einzeln zu kodieren. Eine Fraktion umfasst alle Einstellungen und Bestrahlungsfelder für die Bestrahlung eines Zielvolumens. Ein Zielvolumen ist das Körpervolumen, welches ohne Patientenumlagerung oder Tischverschiebung über zweckmäßige Feldanordnungen erfasst und mit einer festgelegten Dosis nach einem bestimmten Dosiszeitmuster bestrahlt werden kann

Die Bestrahlungssimulation (8-528-.) und die Bestrahlungsplanung (8-529-.) sind gesondert zu kodieren. Hauptdiagnose ist stets das behandelte Malignom bzw. die behandelte Metastase. Bei systemischer Strahlentherapie ist der Primärtumor als Hauptdiagnose zu werten. Unter systemischer Strahlentherapie versteht man z.B. die Behandlung mit strahlenden intravenös verabreichten Nukliden oder eine Ganzkörperbestrahlung. Die Anzahl der Bestrahlungsprozeduren ist gruppierungsrelevant. Daher muss hier besondere Sorgfalt bei der Dokumentation angewendet werden.

4.1.11 Komplikationen, Symptome oder Folgeerscheinungen von malignen Erkrankungen

Wenn der Patient sich mit einem Symptom vorstellt und während der Behandlungsphase die zu Grunde liegende Erkrankung identifiziert wird, dann wird diese als Hauptdiagnose-Kode zugewiesen und das Symptom soll nicht kodiert werden. Sofern sich ein Patient mit Folgeerscheinungen vorstellt (z.B. Anämie, Mangelernährung, Tumorschmerz) und die ursächliche Erkrankung zum Zeitpunkt der Aufnahme bekannt ist, dann sollte das Symptom als Hauptdiagnose-Kode zugewiesen werden und die zu Grunde liegende Erkrankung als Nebendiagnose eingegeben werden, sofern nur das Symptom behandelt wird. Wird aber auch die Grundkrankheit lokal (z.B. Stent) oder systemisch (Chemotherapie) behandelt, so kodieren Sie die zu Grunde liegende Erkrankung als Hauptdiagnose.

Beispiel:
Ein Patient mit lokoregionär und hepatisch metastasiertem Lungenkarzinom entwickelt nach Chemotherapie eine Diarrhoe und wird wegen Dehydratation stationär mit Infusionen behandelt.

Hauptdiagnose:
K52.1 Toxische Gastroenteritis

Nebendiagnosen:
Y57.9! Komplikationen durch Arzneimittel (als verbundene Diagnose mit K52.1)
C34.0 Lungenkarzinom zentral
E86 Volumenmangel

Die bei diesem Aufenthalt nicht behandlungsrelevanten Metastasen wurden nicht kodiert. Im Beispiel wurde weiterhin die als Komplikation aufgetretene Erkrankung verbunden mit dem optionalen Kode Y57.9! Komplikationen durch Arzneimittel oder Drogen, der Nebenwirkungen charakterisieren soll, die nach indikationsgerechter und verordnungsgemäßer Applikation aufgetreten sind (DKR 1917d). Da mit jedem Datensatz möglichst eindeutig über ein Krankheitsgeschehen Auskunft gegeben werden soll, ist die Verwendung dieses Kodes sehr zu empfehlen, auch wenn er nicht gruppierungsrelevant ist (Darlegungsfähigkeit der verschlüsselten Diagnosen). Das gilt auch für den Kode Y84.9! Zwischenfälle durch medizinische Maßnahmen, nicht näher bezeichnet, der kurz-, mittel- oder langfristige Folgen einschließt. So kann z. B. eine strahlenbedingte Ösophagitis mit der Kodekombination K20/Y84.9! auch als solche ausgedrückt werden.

Die optionalen Kodes sind nicht erforderlich, wenn andere Kodes verwendet werden können, die für die spezifische Verschlüsselung von Komplikationen vorgesehen sind, wie

E89.-   endokrine und Stoffwechselstörungen
I97.-   Kreislaufkomplikationen
J95.-   Krankheiten der Atemwege
jeweils nach medizinischen Maßnahmen, anderenorts nicht klassifiziert,
oder es stehen einzelne Diagnosekodes wie
J70.0   Strahlenpneumonitis
J70.1   Lungenfibrose nach Strahleneinwirkung
zur Verfügung.

Beispiel:
Bei dem Patienten aus dem vorhergehenden Beispiel (mit loko-regionär und hepatisch metastasiertem Lungenkarzinom) wird wegen Hämoptysen eine Bronchoskopie durchgeführt, es erfolgt eine Abtragung bzw. Koagulation endobronchialer, blutender Tumoranteile mittels Neodym YAG Laser. Die weiteren o. a. Komplikationen sind ebenfalls vorhanden.

Hauptdiagnose:
C34.0   Lungenkarzinom zentral

Nebendiagnosen:
R04.2   Hämoptoe
K52.1   Toxische Gastroenteritis
Y57.9!   Komplikationen durch Arzneimittel
E86   Volumenmangel

Prozeduren:
1-620.1 Diagnostische Tracheobronchoskopie starr
5-320.0 Exzision und Destruktion von erkranktem Gewebe eines Bronchus, durch Bronchoskopie
5-985.6 Neodym YAG Laser

Eine Anämie bei Neubildungen (D63.0*) verlangt nach den Regeln für Kreuz-Stern-Kombinationen, dass die Neubildung Hauptdiagnose wird und bildet somit eine Ausnahme der Grundregel. Eine Anämie ist in der Regel nur dann zu verschlüsseln, wenn sie auch zu einem therapeutischen, diagnostischen oder Überwachungsaufwand geführt hat.

Beispiel:
Ein Patient mit bekanntem Lungenkarzinom stellt sich mit Anämie vor. Lediglich die chronische Anämie wird durch Bluttransfusionen behandelt (3 Konserven).

Hauptdiagnose:
C34.0† Lungenkarzinom zentral

Nebendiagnose:
D63.0* Anämie bei Neubildungen

Prozedur:
8-800.c0 Erythrozytenkonzentrat 1 TE bis unter 6 TE

Am Beispiel der Gastroenteritis, die entweder unabhängig von der Grundkrankheit oder komplizierend auftreten kann, lassen sich notwendige Abwägungen bei der Kodierung aufzeigen. Da die meisten akuten (unter sechs Wochen Dauer) Diarrhoen bei Kindern wie auch beim Erwachsenen infektiösen Ursprungs, die Keime aber in 60 bis 70% nicht nachweisbar sind, sollten sie in solchen Fällen wie folgt kodiert werden: A09.0 Diarrhoe und Gastroenteritis, vermutlich infektiösen Ursprungs. Lediglich in Fällen, in denen eine infektiöse Ursache ausgeschlossen wurde, ist K52.- Andere nicht-infektiöse Gastroenteritis und Kolitis bzw. die Erkrankung, die als Ursache der Diarrhoe angesehen wird, zu kodieren. Für die Gastroenteritis hingegen als Therapiefolge einer zytostatischen oder auch antibiotischen Chemotherapie steht wie im Beispiel der Kode K52.1 Toxische Gastroenteritis in Kombination mit Y57.9! Komplikationen durch Arzneimittel zur Verfügung. Es ist also eine klinische Arbeitshypothese festzulegen, der die Kodierung zu folgen hat, auch wenn die Behandlung der verschiedenen Formen der Gastroenteritis jeweils gleich ist.

Bei Aufnahmen zur Behandlung einer Gastroenteritis mit Dehydratation ist die Gastroenteritis als Hauptdiagnose anzugeben und die Dehydratation (E86 Volumenmangel) als Nebendiagnose. Eine Rehydratation (intravenöse Gabe von Flüssigkeit) allein ist kein Kriterium für eine Dehydratation, da eine Rehydrierung sowohl zur Behandlung als auch zum Vermeiden einer Dehydratation durchgeführt werden kann. Die Diagnose einer Dehydratation muss klinisch gestellt und dokumentiert werden, um kodiert werden zu können.

Weitere Beispiele aus der Praxis für Komplikationen oder Folgeerscheinungen von Malignomen und deren Behandlung oder auch anderen Erkrankungen sind (Klartext beschreibend und teilweise nicht dem Wortlaut der ICD-10-GM entsprechend):

D61.10	zytostatikainduzierte aplastische Anämie
D69.58/Y57.9!	zytostatikainduzierte Thrombopenie, nicht transfusionsrefraktär
D70.10	Arzneimittelinduzierte Agranulozytose (bzw. Neutropenie), Dauer < 4 Tage
E05.8/Y84.9!	durch Kontrastmittel induzierte Hyperthyreose
I87.1	Vena-cava-superior-Syndrom
J38.0 ff.	Recurrensparese
J95.80	Iatrogener Pneumothorax
J96.0/J96.1	akute/chronische respiratorische Insuffizienz
J98.0	Bronchusstenose
J98.1	Totalatelektase
J98.6	Phrenicusparese
M89.46	Marie-Bamberger-Syndrom (hier: Unterschenkel)
R64	Kachexie

(adäquat zu dokumentieren !), laut Kodierempfehlungen des MDK ist dieser Kode erst ab einem BMI $< 18{,}5$ kg/m2 zu verwenden, was fachlich korrekt ist.

Es bleiben auch in der ICD-10-GM 2010 noch Klassifikationslücken bestehen, wie z. B. für eine ösophagotracheale Fistel. Geschlossen wurde 2007 die Lücke für eine tumorbedingte Trachealstenose:

J39.80 Erworbene Stenose der Trachea
Erworbene Stenose der Trachea o.n.A.
Exkl.: Stenose der Trachea:

- angeboren (Q32.1)
- nach medizinischen Maßnahmen (J95.81)
- syphilitisch (A52.7)
- tuberkulös a.n.k. (A16.4)

4.1.12 Palliativpflege

Eine Palliativpflegephase ist dann gegeben, wenn die Erkrankung eines Menschen über das Stadium, in dem eine kurative Behandlung möglich ist, fortgeschritten ist oder in den Fällen, in denen sich eine Person gegen eine kurative Behandlung entscheidet. Die palliative Behandlung trägt zur Leidensverminderung und Verbesserung der Lebensqualität eines Patienten bei.

Interventionen wie Radiotherapie, Chemotherapie und chirurgische Eingriffe sowie die sogenannte "best supportive care" werden als Teil der palliativen Behandlungsphase betrachtet, sofern sie speziell zur symptomatischen Abhilfe eingesetzt werden. Dabei ist die Palliativpflege in Deutschland nicht gebunden an spezialisierte Einrichtungen oder Palliativstationen.
Sie beinhaltet Pflege
1. in der Regel auf einer Palliativstation
2. in einem bestimmten Palliativpflege-Programm oder
3. unter der obligatorischen hauptsächlichen klinischen Leitung eines Palliativmediziners.

Die durch Palliativpflege-Spezialisten angebotenen Dienste schließen ein:
- klinische Beratung/Betreuung
- persönliche Betreuung
- psychische/emotionale Unterstützung/Beratung
- häusliche Pflege/Unterstützung
- Schulung
- Fallmanagement/Pflegekoordination.

In 2005 wurde erstmals der OPS Kode 8-982.- zur Abbildung der palliativmedizinischen Therapie geschaffen. Der Kode ist nach Dauer unterteilt und an strukturelle Bedingungen gebunden:

8-982   Palliativmedizinische Komplexbehandlung

Hinw.: Mindestmerkmale:

- Durchführung eines standardisierten palliativmedizinischen Basisassessments (PBA) zu Beginn der Behandlung
- Aktive, ganzheitliche Behandlung zur Symptomkontrolle und psychosozialen Stabilisierung ohne kurative Intention und im Allgemeinen ohne Beeinflussung der Grunderkrankung von Patienten mit einer progredienten, fortgeschrittenen Erkrankung und begrenzter Lebenserwartung unter Einbeziehung ihrer Angehörigen und unter Leitung eines Facharztes mit der Zusatzweiterbildung Palliativmedizin
- Aktivierend- oder begleitend-therapeutische Pflege durch besonders in diesem Bereich geschultes Pflegepersonal
- Erstellung und Dokumentation eines individuellen Behandlungsplans bei Aufnahme
- Wöchentliche multidisziplinäre Teambesprechung mit wochenbezogener Dokumentation bisheriger Behandlungsergebnisse und weiterer Behandlungsziele
- Einsatz von mindestens zwei der folgenden Therapiebereiche:
  Sozialarbeit/Sozialpädagogik, Psychologie, Physiotherapie, künstlerische Therapie (Kunst- und Musiktherapie), Entspannungstherapie, Patienten-, Angehörigen- und/oder Familiengespräche mit insgesamt mindestens 6 Stunden pro Patient und Woche in patientenbezogenen unterschiedlichen Kombinationen. (Die Patienten-, Angehörigen und/oder Familiengespräche können von allen Berufsgruppen des Behandlungsteams durchgeführt werden.)

8-982.0 Bis zu 6 Behandlungstage

8-982.1 Mindestens 7 bis höchstens 13 Behandlungstage

8-982.2 Mindestens 14 bis höchstens 20 Behandlungstage

8-982.3 Mindestens 21 Behandlungstage

Als Kodiervoraussetzung ist 2009 ein Basisassessment neu hinzugekommen, diesbezüglich sind im OPS folgenden Bedingungen definiert:

1-774 Standardisiertes palliativmedizinisches Basisassessment (PBA)

Exkl.: Palliativmedizinische Komplexbehandlung (8-982)

Hinw.: Dieser Kode ist nur einmal pro stationären Aufenthalt anzugeben

Die Anwendung dieses Kodes setzt die Untersuchung von mindestens fünf Bereichen der Palliativversorgung (z.B. Schmerzanamnese, Symptomintensität, Lebensqualität, Mobilität, Selbsthilfefähigkeit, Stimmung, Ernährung, soziale Situation, psychosoziale Belastetheit, Alltagskompetenz) voraus, die mit standardisierten Messverfahren untersucht werden. Die Durchführung lediglich eines Minimalassessments ist hier nicht ausreichend.

1-773 Multidimensionales palliativmedizinisches Screening und Minimalassessment

Exkl.: Standardisiertes palliativmedizinisches Basisassessment (1-774)

Palliativmedizinische Komplexbehandlung (8-982)

Hinw.: Dieser Kode ist nur einmal pro stationären Aufenthalt anzugeben.

Hier soll die Kurzform des Basisassessments kodiert werden.

Die Anwendung dieses Kodes setzt die Untersuchung von mindestens drei Bereichen der Palliativversorgung (z.B. Schmerzanamnese, Symptomintensität, Lebensqualität, psychosoziale Belastetheit, Alltagskompetenz) voraus, die mit standardisierten Messverfahren untersucht werden.

Die Kodes 8-982.1 bis 8-982.3 erzeugen im DRG System 2010 das Zusatzentgelt ZE 60.-, welches erstmals in der Höhe nach Dauer der Palliativbehandlung differenziert ist (ZE60.01: 7-13 Tage, ZE60.02: 14-20 Tage, ZE60.01: mindestens 21Tage). Die Erfahrungen aus den Vorjahren zeigen, dass das Vorliegen

---

der Strukturvoraussetzungen von der Kostenträgerseite eingehend geprüft wird. Zusätzlich ist die patientenindividuelle Dokumentation des Basisassessments, des Behandlungsplanes, der interdisziplinären Teambesprechungen und von mindestens zwei der o. g. Therapiebereichen mit ausreichender Dauer (mindestens 6 Stunden pro Patient und Woche) notwendig. Eine spezielle Palliativstation im Krankenhaus ist für die Abrechnung des ZE 60.- nicht notwendig, es müssen lediglich die Voraussetzungen des OPS-Kodes 8-982.- vorliegen.

Z51.5 Palliativpflege sollte als Nebendiagnose-Kode zugewiesen werden, wenn die Pflege des Patienten der oben genannten Definition entspricht. Palliativpflege darf niemals als Hauptdiagnose zugewiesen werden. Vielmehr sollte ein Hauptdiagnose-Kode zugewiesen werden, der die Diagnose darstellt, aus der die relativ verkürzte Prognose als Folge hervorgeht. Zum Beispiel sollte einem Patienten mit zu Grunde liegendem HIV/AIDS, der an einem Kaposi-Sarkom leidet oder an einem sonstigen verwandten Malignom, ein dementsprechender Kode als Hauptdiagnose zugewiesen werden. Es kommt immer wieder vor, dass von Kostenträgern aus pekuniären Gründen bei Palliativpatienten die Verschlüsselung eines unspezifischen Symptoms, z.B. Schwindel oder Volumenmangel, als Hauptdiagnose gefordert wird. Die Begründung lautet, der Tumor sei ja nicht behandelt worden. Hier liegt ein fundamentales Missverständnis der Palliativtherapie vor, die sich ja nicht ausschließlich um einzelne Symptome kümmert, sondern den Patienten und sein gesamtes psychosoziales Umfeld im Fokus hat. Hier fehlt bisher in den Kodierrichtlinien eine eindeutige Klarstellung, analog zum Vorgehen bei Chemotherapie.

4.2 Chronisch obstruktive Lungenerkrankung

Für den Formenkreis der chronisch obstruktiven Bronchitis bzw. des Lungenemphysems (COPD) werden im Krankenhaus meistens die Kodes aus der Kategorie J44.- Sonstige chronisch obstruktive Lungenerkrankung verwendet. Eine zusätzliche Verschlüsselung des meist gleichzeitig vorliegenden Lungenemphysems aus der Kategorie J43.- ist aber nicht gestattet. Der entsprechende Hinweis wurde zwar in den Kodierrichtlinien 2005 gestrichen, er findet sich jedoch als Inklusivum in der ICD-10-GM Version. Die Verwendung von J43-Kodes bieten sich allerdings an, wenn tatsächlich das Emphysem bei der Behandlung ganz im Vordergrund steht, wie zum Beispiel beim Alpha 1-Proteinaseinhibitor-Mangel (E88.0 als Nebendiagnose zu kodieren) oder beim Pneumothorax auf dem Boden eines Emphysems.

Bezüglich der Abgrenzung zum Asthma bronchiale sei auf die Inclusiva und Exclusiva des ICD Kodes J44.- verwiesen:

Inkl.:

Chronische: Bronchitis:
asthmatisch (obstruktiv), emphysematös, mit Emphysem
obstruktiv: Bronchitis , Tracheobronchitis
Die aufgeführten Krankheitszustände zusammen mit Asthma bronchiale

Exkl.:

Asthma bronchiale (J45.-) , Asthmatische Bronchitis o.n.A. (J45.9), Bronchiektasen (J47)
Chronische: Bronchitis o.n.A. (J42), einfache und schleimig-eitrige Bronchitis (J41.-), Tracheitis (J42)
Tracheobronchitis (J42)
Emphysem (J43.-)
Lungenkrankheiten durch exogene Substanzen (J60-J70)

Zur besseren Einteilung des Schweregrades der COPD finden 5-stellige Kodes Anwendung. Für die Zuordnung der fünfstelligen Kodes ist der Status des Patienten bei Aufnahme maßgeblich oder aber bei Verschlechterung während des Aufenthaltes. Ist der Zustand so schlecht, dass keine Spirometrie möglich ist, jedoch von einem entsprechend niedrigen FEV1 auszugehen ist, sollte der Kode J44.-0 FEV1 < 35 % des Sollwertes gewählt werden.

J44.0- Chronische obstruktive Lungenkrankheit mit akuter Infektion der unteren Atemwege
Exkl.: Mit Grippe (J10-J11)

J44.1-   Chronische obstruktive Lungenkrankheit mit akuter Exazerbation, nicht näher bezeichnet

J44.8-   Sonstige näher bezeichnete chronische obstruktive Lungenkrankheit
Chronische Bronchitis:
asthmatisch (obstruktiv) o.n.A.
emphysematös o.n.A.
obstruktiv o.n.A.
Exkl: mit akuter Exazerbation (J44.1-)
mit akuter Infektion der unteren Atemwege (J44.0-)

J44.9-   Chronische obstruktive Lungenkrankheit, nicht n ä - her bezeichnet
Chronische obstruktive Krankheit der Atemwege o.n.A.
Chronische obstruktive Lungenkrankheit o.n.A.

Die fünfte Stelle bezeichnet den Schweregrad wie folgt:

0	FEV1 < 35 % des Sollwertes
1	FEV1 >=35 % und < 50 % des Sollwertes
2	FEV1 >= 50 % bis > 70% des Sollwertes
3	FEV1>= 70% des Sollwertes
9	FEV1 nicht näher bezeichnet

Ist der verantwortliche Erreger für die Infektexazerbation bekannt, so sollte bei der chronisch obstruktiven Lungenerkrankung obligatorisch ein zusätzlicher Kode aus den Kategorien B95.-! bis B97.-! verwendet werden. Resistente Erreger werden darüber hinaus ebenfalls obligatorisch mit einem weiteren Zusatzkode aus den Kategorien U80.-! und U81.-! versehen. Der U-Kode sollte dabei stets zusammen mit einem B-Kode verschlüsselt werden und nicht allein mit der klinischen Diagnose stehen, es sei denn, der Erreger ist Bestandteil des Kodes wie bei Pneumonien oder hat keinen Krankheitswert wie z. B. die Besiedelung mit MRSA. Die !-Kategorien können nicht zur primären Verschlüsselung benutzt werden. Sie dienen als ergänzende oder zusätzliche Schlüsselnummern zur Angabe des Infektionserregers bei anderenorts klassifizierten Krankheiten, z. B. auch Harnwegsinfekten (N30.-, N34.- oder N39.0).

Aufgrund der sehr hohen fachlichen Differenzierung der hinterlegten Texte für diese Kodes sollten die mikrobiologischen Labore die Kodes zusammen mit ihren Befunden mitliefern, um dem verschlüsselnden Kliniker Fehler zu ersparen.

Beispiel:
Ein Patient mit bekannter chronisch obstruktiver Lungenerkrankung mit Emphysem (FEV1 40 % des Sollwertes) wird wegen einer Infektexazerbation aufgenommen, im Sputum wird S. aureus nachgewiesen, das Antibiogramm ergibt einen MRSA. Es besteht eine erhebliche respiratorische Partialinsuffizienz mit dem Bedarf für eine Sauerstoffgabe. Es wurde eine Lungenfunktionsprüfung mit Ganzkörperplethysmographie durchgeführt.

Hauptdiagnose:
J 44.01   Chronische obstruktive Lungenkrankheit mit akuter Infektion der unteren Atemwege, FEV1 >=35 % und < 50 % des Sollwertes

Nebendiagnosen:
B95.6!   Staphylococcus aureus als Ursache von Krankheiten, die in anderen Kapiteln klassifiziert sind
U80.0!   Staphylococcus aureus mit Resistenz gegen Oxacillin, Glykopeptid-Antibiotika, Chinolone, Streptogramine und Oxazolidinone
J96.0   akute respiratorische Insuffizienz

Prozeduren:
1-710   Ganzkörperplethysmographie

Das Emphysem wird nicht zusätzlich angegeben.

4.3   Asthma bronchiale und Pollinosis

Folgende Kodes stehen zur Verfügung:

* Allergische Rhinitis
  J30.1 Allergische (saisonale) Rhinopathie durch Pollen

J30.2 Sonstige allergische (saisonale) Rhinopathie

J30.3 Sonstige (ganzjährige) allergische Rhinopathie

J30.4 Allergische Rhinopathie, nicht näher bezeichnet

- Asthma bronchiale
  Ein Kode aus der Kategorie
  J45.- Asthma bronchiale

Exkl.: Akutes schweres Asthma bronchiale (J46)
Chronische asthmatische (obstruktive) Bronchitis (J44.-)
Chronisches obstruktives Asthma bronchiale (J44.-)
Eosinophiles Lungeninfiltrat mit Asthma bronchiale (J82)
Lungenkrankheiten durch exogene Substanzen (J60-J70)
Status asthmaticus (J46)

J45.0 Vorwiegend allergisches Asthma bronchiale

J45.1 Nichtallergisches Asthma bronchiale

J45.8 Mischformen des Asthma bronchiale wird zugewiesen bei Diagnosen wie "Asthma", "schweres Asthma", "akutes Asthma", d.h. bei anfallsweisem Auftreten von Atemnot durch eine vollständig reversible Bronchialverengung.

Die Schlüsselnummer J46 Status asthmaticus [Akutes schweres Asthma bronchiale] wird bei einem "akuten schweren" oder "therapierefraktären" Asthma bronchiale zugewiesen.

Ein Kode aus der Kategorie J44.- Sonstige chronische obstruktive Lungenkrankheit wird zugewiesen bei Asthma, das als chronisch obstruktiv beschrieben wird, oder bei Asthma mit fixierter Obstruktion. Ein Kode aus der Kategorie J45.- Asthma bronchiale ist in solchen Fällen nicht zu verwenden, wie die Exklusiva bei J45.- (s.o.) anzeigen.

Beispiel:
Ein Patient mit bekanntem und medikamentös behandeltem exogen allergischen Asthma bronchiale wird wegen einer Bronchopneumonie aufgenommen.

Hauptdiagnose:
J18.0   Bronchopneumonie

Nebendiagnose:
J45.0   Vorwiegend allergisches Asthma bronchiale

4.4   Bronchiale Hyperreagibilität

Der Diagnosethesaurus führt unter diesem Stichwort den Kode R94.2 Abnorme Ergebnisse von Lungenfunktionsprüfungen auf, und mit dem Zusatz "allergisch" den Asthmakode J45.9. Aus unserer Sicht sollte der Kode R94.2 aber überhaupt nicht verwendet werden, sondern - nosologisch korrekt - nur der Kode J45.9.

Falls ein unspezifischer Provokationstest durchgeführt wurde, ist der Prozedurenkode 1-714 (Messung der bronchialen Reaktivität) zu verwenden.

4.5   Allergologie

Die stationäre Hyposensibilisierung (Schnell- und Ultraschnellhyposensibilisierung) sollte generell wie folgt kodiert werden:

Beispiel:
Ein Patient mit Hymenopterengiftallergie wird zur Hyposensibilisierung stationär aufgenommen.

Hauptdiagnose:
Z51.6   Desensibilisierung gegenüber Allergenen

Nebendiagnose:
Z88.8   Allergie gegenüber nicht näher bezeichneten Arzneimitteln, Drogen oder biologisch aktiven Substanzen in der Eigenanamnese

Der stationären Provokationstestung (Medikamente, Nahrungsmittel etc.) sollte immer die Hauptdiagnose Z01.5 Diagnostische Haut- und Sensibilisierungstestung zugewiesen werden. Als Nebendiagnose kodiert man die vorliegende Allergie oder Unverträglichkeit wie folgt:

Beispiel:
Patient mit V.a. Lokalanästhetika-Unverträglichkeit wird zur stationären Provokationstestung aufgenommen.

Hauptdiagnose:
Z01.5   Diagnostische Haut- und Sensibilisierungstestung

Nebendiagnose:
Z88.4   Allergie gegenüber Anästhetikum in der Eigenanamnese

Prozeduren:
1-700 Spezifische allergologische Provokation
Dabei erfolgt die Zusammenfassung aller Arten von Provokationstests unter der einen angegebenen Prozedur.

Folgende Kodes sind nur als Nebendiagnose zu kodieren:
Z88.0   Allergie gegenüber Penizillin in der Eigenanamnese
Z88.1   Allergie gegenüber anderen Antibiotika in der Eigenanamnese
Z88.2   Allergie gegenüber Sulfonamiden in der Eigenanamnese
Z88.3   Allergie gegenüber anderen Antiinfektiva in der Eigenanamnese
Z88.4   Allergie gegenüber Anästhetikum in der Eigenanamnese
Z88.5   Allergie gegenüber Betäubungsmitteln in der Eigenanamnese
Z88.6   Allergie gegenüber Analgetikum in der Eigenanamnese
Z88.7   Allergie gegenüber Serum oder Impfstoff in der Eigenanamnese
Z88.8   Allergie gegenüber sonstigen Arzneimitteln, Drogen oder biologisch aktiven Substanzen in der Eigenanamnese.

Z88.9   Allergie gegenüber nicht näher bezeichneten Arzneimitteln, Drogen oder biologisch aktiven Substanzen
in der Eigenanamnese

4.6   Infektionskrankheiten

Infektionskrankheiten sind so genau wie möglich zu beschreiben. Wenn der Erreger bekannt ist, soll er auch angegeben
werden. Spekulationen über den Erreger sind hingegen un-
zulässig.

Ein infektiologisches Monitoring wird wie folgt kodiert:
1-930   Infektiologisches Monitoring
1-930.0 Infektiologisch-mikrobiologisches Monitoring bei Im-
munsuppression
Inkl.: Patienten mit Immunkompromittierung
Hinw.: Monitoring auf Infektionen (z.B. durch M. tuberculosis,
nichttuberkulöse Mykobakterien, Mykoplasmen, Legionellen,
Zytomegalie-Virus, Herpes-simplex-Virus, Varicella-Zoster-
Virus, Chlamydia pneumoniae, Pneumocystis carinii (jiroveci),
Toxoplasma gondii, Aspergillus und andere Fadenpilze sowie
Candida) mit speziellen Methoden (Nukleinsäurenachweis,
Antigennachweis, Spezialkulturen) bei Immunsuppression
Das infektiologisch-mikrobiologische Monitoring beinhaltet
immer die Untersuchung mehrerer Erreger.

Wenn eine Infektion zusätzlich einer chirurgischen Therapie
bedarf, muss geprüft werden, ob die Strukturvoraussetzungen
einer „chirurgischen Komplexbehandlung bei schweren Infektionen" erfüllt sind.
8-989 Chirurgische Komplexbehandlung bei schweren Infektionen
Inkl.: Septische Komplikationen
Hinw.: Eine eventuell zusätzlich durchgeführte intensivmedizinische Komplexbehandlung ist gesondert zu kodieren (8-980)

Eine eventuell zusätzlich durchgeführte Komplexbehandlung bei Besiedlung oder Infektion durch multiresistente Erreger ist gesondert zu kodieren (8-987)

Durchgeführte Operationen sind gesondert zu kodieren (Kap. 5)

Die mit dem OPS kodierbaren Maßnahmen, wie z.B. die Gabe von Blutprodukten und Medikamenten, die Behandlung durch Vakuumversieglung oder Lagerungsbehandlungen, sind gesondert zu kodieren

Mindestmerkmale:

- Leitung der chirurgischen Komplexbehandlung durch einen Facharzt einer chirurgischen Disziplin
- Mehrzeitiges operatives Vorgehen in Narkose oder Regionalanästhesie zur Therapie der Infektion und/oder Sicherung der Behandlungsergebnisse (inkl. Revisions- und Folgeeingriffe)
- Einsatz aufwendiger Versorgungsformen an jedem Behandlungstag (durchschnittlich 30 Minuten/Tag) wie z.B. durchgeführte Operationen, aufwendige Verbandwechsel, offene Wundbehandlung oder Debridement-Bad, Spül-(Saug-)Drainage oder Anwendung einer Vakuumversiegelung
- Hygiene- bzw. Infektionsmonitoring mit 24-stündigem Zugriff (auch extern) auf Leistungen und Befunde

8-989.0 Mindestens 7 bis höchstens 13 Behandlungstage
8-989.1 Mindestens 14 bis höchstens 20 Behandlungstage
8-989.2 Mindestens 21 bis höchstens 27 Behandlungstage
8-989.3 Mindestens 28 bis höchstens 34 Behandlungstage
8-989.4 Mindestens 35 bis höchstens 41 Behandlungstage
8-989.5 Mindestens 42 bis höchstens 48 Behandlungstage
8-989.6 Mindestens 49 Behandlungstage

4.6.1 Pneumonie

Beispiel:
Ein Patient wird mit "Pneumonie" aufgenommen, es werden Pneumokokken ohne besondere Resistenzlage im Sputum nachgewiesen und eine entsprechende Therapie eingeleitet.

Hauptdiagnose:
J13   Pneumonie durch Streptococcus pneumoniae

Wenn bei einer Pneumonie kein Erreger bekannt ist, kann auch keiner verschlüsselt werden.

Beispiel:
Ein Patient wird mit "Pneumonie" und Begleiterguss links aufgenommen. Weder im Sputum noch im diagnostischen Pleurapunktat werden Erreger nachgewiesen. Es wird eine kalkulierte antibiotische Therapie eingeleitet.

Hauptdiagnose:
J18.8†   Sonstige Pneumonie, Erreger nicht näher bezeichnet
Nebendiagnose:
J91*   Pleuraerguss bei anderenorts klassifizierten Erkrankungen

Prozedur:
1-431.1L Perkutane Nadelbiopsie der Pleura
Die transthorakale Sonografie zur Diagnostik des Pleuraergusses wird nicht kodiert.
Erfolgt die komplette Ergussablassung, wird als Prozedur 8-144 mit zusätzlicher Seitenangabe kodiert.

Influenza A/H1N1 Pandemie 2009 [Schweinegrippe]

Die Schweinegrippe wird unter J09 kodiert. Die WHO hat dazu den Klassentitel von J09 auf ‚Grippe durch bestimmte nachgewiesene Influenzaviren' geändert und die Geltung ausschließlich auf „Vogelgrippe" und „Schweinegrippe" beschränkt. In der GM-Ausgabe wird zur Angabe des jeweiligen spezifischen Virusstammes im Kap. XXII eine neue vierstellige

Kategorie eingeführt: ‚U69.2-! Sekundäre Schlüsselnummern für besondere epidemiologische Zwecke' mit der Unterteilung auf an 5. Stelle: ‚U69.20! Influenza A/H1N1 Pandemie 2009 [Schweinegrippe]' und ‚U69.21! Influenza A/H5N1 Epidemie [Vogelgrippe]'.

Die Systematik verfährt nicht immer einheitlich. So bestimmt z. B. bei Mykosen, bestimmten Viren oder bei der Aktinomykose der Erreger den Kode, womit eine Kreuz-Stern-Verschlüsselung erforderlich wird.
Wie auch immer, folgende weitere Kodes für Pneumonien stehen zur Verfügung:

J10.0   Grippe mit Pneumonie, Influenzaviren nachgewiesen
         Grippe(broncho)pneumonie, Influenzaviren nachgewiesen

J11.0   Grippe mit Pneumonie, Viren nicht nachgewiesen
         Grippe(broncho)pneumonie, nicht näher bezeichnet oder spezifische Viren nicht nachgewiesen

J12.-   Viruspneumonie, anderenorts nicht klassifiziert
         Inkl.: Bronchopneumonie durch andere als Influenzaviren
         Exkl.: Aspirationspneumonie:
         · bei Anästhesie
         · im Wochenbett (O89.0)
         · während der Schwangerschaft (O29.0)
         · während der Wehentätigkeit und bei der Entbindung (O74.0)
         · beim Neugeborenen (P24.9)
         · durch feste und flüssige Substanzen (J69.-)
         · o.n.A. (J69.0)
         Pneumonie:
         · angeboren (P23.0)
         · bei Grippe (J10.0 , J11.0)
         · interstitiell o.n.A. (J84.9)

· Lipid- (J69.1)
Kongenitale Röteln-Pneumonie (P35.0)

J12.0 Pneumonie durch Adenoviren
J12.1 Pneumonie durch Respiratory-Syncytial-Viren [RS-Viren]
J12.2 Pneumonie durch Parainfluenzaviren
J12.3   Pneumonie durch humanes Metapneumovirus
J12.8 Pneumonie durch sonstige Viren
J12.9 Viruspneumonie, nicht näher bezeichnet
J13 Pneumonie durch Streptococcus pneumoniae
Bronchopneumonie durch Streptococcus pneumoniae
Exkl.: Angeborene Pneumonie durch Streptococcus pneumoniae (P23.6)
Pneumonie durch sonstige Streptokokken (J15.3-J15.4)

J14 Pneumonie durch Haemophilus influenzae
Bronchopneumonie durch Haemophilus influenzae
Exkl.: Angeborene Pneumonie durch Haemophilus influenzae (P23.6)

J15.- Pneumonie durch Bakterien, anderenorts nicht klassifiziert
Inkl.: Bronchopneumonie durch andere Bakterien als Streptococcus pneumoniae und Haemophilus influenzae
Exkl.: Angeborene Pneumonie (P23.-)
Legionärskrankheit (A48.1)
Pneumonie durch Chlamydien (J16.0)
J15.0 Pneumonie durch Klebsiella pneumoniae
J15.1 Pneumonie durch Pseudomonas
J15.2 Pneumonie durch Staphylokokken
J15.3 Pneumonie durch Streptokokken der Gruppe B
J15.4 Pneumonie durch sonstige Streptokokken
Exkl.: Pneumonie durch:
· Streptokokken der Gruppe B (J15.3)
· Streptococcus pneumoniae (J13)

J15.5	Pneumonie durch Escherichia coli
J15.6	Pneumonie durch andere aerobe gramnegative Bakterien
	Pneumonie durch Serratia marcescens
J15.7	Pneumonie durch Mycoplasma pneumoniae
J15.8	Sonstige bakterielle Pneumonie
J15.9	Bakterielle Pneumonie, nicht näher bezeichnet

J16.- Pneumonie durch sonstige Infektionserreger, anderenorts nicht klassifiziert
Exkl.: Ornithose (A70)
Plasmazelluläre interstitielle Pneumonie (B59)
Pneumonie:
· angeboren (P23.-)
· o.n.A. (J18.9)

J16.0 Pneumonie durch Chlamydien
J16.8 Pneumonie durch sonstige näher bezeichnete Infektionserreger

J17.-* Pneumonie bei anderenorts klassifizierten Krankheiten
J17.0* Pneumonie bei anderenorts klassifizierten bakteriellen Krankheiten
Pneumonie (durch) (bei):
· Aktinomykose (A42.0†)
· Gonorrhoe (A54.8†)
· Keuchhusten (A37.-†)
· Milzbrand (A22.1†)
· Nokardiose (A43.0†)
· Salmonelleninfektion (A02.2†)
· Tularämie (A21.2†)
· Typhus abdominalis (A01.0†)
J17.1* Pneumonie bei anderenorts klassifizierten Viruskrankheiten
Pneumonie bei:
· Masern (B05.2†)
· Röteln (B06.8†)
· Varizellen (B01.2†)

          · Zytomegalie (B25.0†)
J17.2*   Pneumonie bei Mykosen
          Pneumonie bei:
          · Aspergillose (B44.0-B44.1†)
          · Histoplasmose (B39.-†)
          · Candidose (B37.1†)
          · Kokzidioidomykose (B38.0-B38.2†)
J17.3*   Pneumonie bei parasitären Krankheiten
          Pneumonie bei:
          · Askaridose (B77.8†)
          · Schistosomiasis (B65.-†)
          · Toxoplasmose (B58.3†)
          · Pneumocystose (B59†)
J17.8*   Pneumonie bei sonstigen anderenorts klassifizierten
          Krankheiten
          Pneumonie (bei):
          · Ornithose (A70†)
          · Q-Fieber (A78†)
          · Rheumatisches Fieber (I00†)
          · Spirochäteninfektionen, anderenorts nicht
          klassifiziert (A69.8†)

J.18.-   Pneumonie, Erreger nicht näher bezeichnet
Benutze für Zwecke der externen Qualitätssicherung nach
§ 137 SGB V eine zusätzliche Schlüsselnummer (U69.00!),
um das Vorliegen einer im Krankenhaus erworbenen und voll-
stationär behandelten Pneumonie bei erwachsenen Patienten
(18 Jahre und älter) anzugeben.
Exkl.:
Abszess der Lunge mit Pneumonie (J85.1)
Arzneimittelinduzierte interstitielle Lungenkrankheiten (J70.2-
J70.4)
Aspirationspneumonie:
•   bei Anästhesie:
          · im Wochenbett (O89.0)
          · während der Schwangerschaft (O29.0)
          · während der Wehentätigkeit und bei der Entbindung
          (O74.0)

- • beim Neugeborenen (P24.9)
- • durch feste und flüssige Substanzen (J69.-)
- • o.n.A. (J69.0)

Pneumonie:
- • angeboren (P23.9)
- • durch exogene Substanzen (J67-J70)
- • gewöhnlich interstitiell (J84.1)
- • interstitiell o.n.A. (J84.9)
- • Lipid- (J69.1)

J18.0	Bronchopneumonie, nicht näher bezeichnet
	Exkl.: Bronchiolitis (J21.-)
J18.1	Lobärpneumonie, nicht näher bezeichnet
J18.2	Hypostatische Pneumonie, nicht näher bezeichnet
J18.8	Sonstige Pneumonie, Erreger nicht näher bezeichnet
J18.9	Pneumonie, nicht näher bezeichnet

Das schwere akute respiratorische Syndrom (SARS) wird mit der Dreifach-Kombination J12.8† Pneumonie durch sonstige Viren und B97.2* Koronaviren als Ursache von Krankheiten, die in anderen Kapiteln klassifiziert sind und U04.9! Schweres akutes respiratorisches Syndrom, nicht näher bezeichnet verschlüsselt.

Liegt eine Aspirationspneumonie vor, so stehen dafür Kodes aus der Kategorie J69.- Pneumonie durch feste und flüssige Substanzen zur Verfügung. Werden Keime nachgewiesen, so wäre hier ein zusätzlicher Erregerkode aus B95.- oder B96.- zu verschlüsseln.

Verschiedene kostspielige Antibiotika (Antimykotika) sind ab einer bestimmten Dosis extra zu kodieren (OPS-Kode aus Kap. 6 OPS-Version 2009), und zwar in dosisabhängigen Schritten.

4.6.1.1 Nosokomiale Pneumonie

Die ambulant erworbene Pneumonie bei erwachsenen stationären Patienten ist im Rahmen einer obligaten externen Qualitätssicherung durch die BQS erfasst. Die Identifikation von dokumentationspflichtigen Fällen mit ambulant erworbener Pneumonie erfolgte bisher durch ein EDV-Programm (QS-Filter) mithilfe einer Liste von Einschlussdiagnosen und Ausschlussdiagnosen. Betrachtet wurde hier nur die DRG-Hauptdiagnose. Zur besseren Abgrenzung von nicht dokumentationspflichtigen Fällen mit nosokomialer Pneumonie wurde ab 2008 die Kennzeichnung durch einen Zusatzkode aus Kapitel XXII eingeführt.

U69.0-! Sekundäre Schlüsselnummern für Zwecke der externen Qualitätssicherung

U69.00! Anderenorts klassifizierte, im Krankenhaus erworbene Pneumonie bei Patienten von 18 Jahren und älter

Der Kode wird durch folgenden ausführlichen Hinweis ergänzt:

Unter einer im Krankenhaus erworbenen Pneumonie versteht man eine Pneumonie, deren Symptome und Befunde die CDC-Kriterien erfüllen und frühestens 48 Std. nach Aufnahme in ein Krankenhaus auftreten oder sich innerhalb von 28 Tagen nach Entlassung aus einem Krankenhaus manifestieren.

Die Einstufung als im Krankenhaus erworbene Pneumonie bedeutet nicht automatisch, dass ein kausaler Zusammenhang zwischen der medizinischen Behandlung und dem Auftreten der Infektion existiert, es ist auch kein Synonym für ärztliches oder pflegerisches Verschulden.

Die Schlüsselnummer ist nur von Krankenhäusern, die zur externen Qualitätssicherung nach § 137 SGB V verpflichtet sind und nur für vollstationäre Fälle anzugeben.

Die Schlüsselnummer dient als Abgrenzungskriterium in der Qualitätssicherung ambulant erworbener Pneumonien.

4.6.2   Tuberkulose und nicht-tuberkulöse Mykobakteriosen

4.6.2.1 Tuberkulose

Für die Tuberkulose gilt ebenfalls, so genau wie möglich zu kodieren und keinen unspezifischen Kode zu verwenden. Es existieren für die verschiedenen Organlokalisationen Kreuz-Stern-Kodes, die verwendet werden sollen und Schweregrad steigernd wirken können. Bei mehreren Organlokalisationen sind alle einzeln aufzuführen.

Es ist diejenige Lokalisation als Hauptdiagnose anzugeben, die den größten Ressourcenverbrauch verursacht.

Beispiel:

Ein Patient stellt sich mit zervikaler Lymphknotenvergrößerung rechts vor. Im Punktat finden sich säurefeste Stäbchen. Radiologisch finden sich kavernöse Veränderungen, im Sputum finden sich ebenfalls säurefeste Stäbchen, die Kultur ergibt M. tuberculosis.

Hauptdiagnose:

A15.0   Lungentuberkulose, durch mikroskopische Untersuchung des Sputums gesichert, mit oder ohne Nachweis durch Kultur

Nebendiagnose:

A18.2   Tuberkulose peripherer Lymphknoten

Prozedur:

1-425.0R   Perkutane Biopsie zervikaler Lymphknoten

Folgezustände der Tuberkulose der Atmungsorgane sind mit B90.9 zu verschlüsseln, wenn sie das Kriterium einer Nebendiagnose erfüllen. Keinesfalls darf ein Kode aus der Kategorie A15-17 für Folgezustände verschlüsselt werden.

Beispiel:

Ein Patient wird mit mittelschwerer infektexazerbierter chronisch obstruktiver Lungenerkrankung aufgenommen mit dauerhafter Sauerstoffbedürftigkeit. Ferner besteht ein Z. n. alter Lungentuberkulose mit Pneumothoraxbehandlung und die Lungenfunktion (Ganzkörperplethysmographie) zeigt eine starke Restriktion, die als respiratorisch relevant einzustufen ist.

Hauptdiagnose:
J 44.01 Chronische obstruktive Lungenkrankheit mit akuter Infektion der unteren Atemwege, FEV-1 35% und < 50% des Sollwertes.

Nebendiagnosen:
B90.9 Folgezustände einer Tuberkulose der Atmungsorgane
J96.1 chronische respiratorische Insuffizienz

Prozedur:
1-710 Ganzkörperplethysmographie

Keinen eindeutig zutreffenden Kode gibt es für die post-spezifischen Zustände "destroyed lobe" oder "destroyed lung". Hilfsweise kann die Kodekombination aus J47 Bronchiektasen (die ja stets bei diesen Entitäten vorhanden sind) und B90.9 Folgezustände einer Tuberkulose der Atmungsorgane benutzt werden.

Eine Pneumokoniose in Verbindung mit Tuberkulose wird mit J65 kodiert. Dieser Kode umfasst alle Pneumokoniosen, die unter J60-J64 aufgeführt sind, mit jeder der unter A15-A16 aufgeführten Formen der Tuberkulose.

In vitro festgestellte Resistenzen sind zusätzlich zu kodieren mit U82.-! Mykobakterien mit Resistenz gegen Antituberkulotika (Erstrangmedikamente).
Die einfache Resistenz wird dabei mit U82.0! kodiert. Eine multiresistente Tuberkulose (MDR-TB) ist mit zu U82.1! zu kodieren, wenn eine Resistenz sowohl gegen Isoniazid als auch gegen Rifampicin sowie gegebenenfalls gegen weitere Erstrangmedikamente nachweisbar ist. Der Kode U82.3! bezeichnet Atypische Mykobakterien oder Nocardia mit Resistenz gegen ein oder mehrere Erstrangmedikamente.

Nach Einfügen des molekularbiologischen Diagnosekriteriums (positive PCR) sieht die ICD-10-GM-Systematik für die Tuberkulose wie folgt aus:

Gruppe A15-A19: Tuberkulose

> *Inkl.*: Infektionen durch Mycobacterium tuberculosis und Mycobacterium bovis
> Exkl.:   Angeborene Tuberkulose (P37.0)
> Folgezustände der Tuberkulose (B90.-)
> Pneumokoniose in Verbindung mit Tuberkulose (J65)
> Silikotuberkulose (J65)

A15.- Tuberkulose der Atmungsorgane, bakteriologisch oder histologisch gesichert

A15.0 Lungentuberkulose, durch mikroskopische Untersuchung des Sputums gesichert, mit oder ohne Nachweis durch Kultur oder durch molekularbiologische Verfahren
Tuberkulös:
· Bronchiektasie
· Fibrose der Lunge
· Pneumonie
· Pneumothorax

A15.1 Lungentuberkulose, nur durch Kultur gesichert
Unter A15.0 aufgeführte Zustände, nur durch Kultur gesichert

A15.2 Lungentuberkulose, histologisch gesichert
Unter A15.0 aufgeführte Zustände, histologisch gesichert

A15.3 Lungentuberkulose, durch nicht näher bezeichnete Untersuchungsverfahren gesichert
Unter A15.0 aufgeführte Zustände, die gesichert sind, bei denen jedoch keine Angabe darüber vorliegt, mit welchen Verfahren sie gesichert wurden
Unter A15.0 aufgeführte Zustände, molekularbiologisch gesichert

A15.4 Tuberkulose der intrathorakalen Lymphknoten, bakteriologisch, molekularbiologisch oder histologisch gesichert
Lymphknotentuberkulose:
· hilär
· mediastinal
· tracheobronchial

Exkl.: Als primär bezeichnet (A15.7)

A15.5 Tuberkulose des Larynx, der Trachea und der Bronchien, bakteriologisch, molekularbiologisch oder oder histologisch gesichert

Tuberkulose:
· Bronchien
· Glottis
· Larynx
· Trachea

A15.6 Tuberkulöse Pleuritis, bakteriologisch, molekularbiologisch oder histologisch gesichert

Tuberkulöses Empyem

Tuberkulose der Pleura

Exkl.: Bei primärer Tuberkulose der Atmungsorgane, bakteriologisch, molekularbiologisch oder histologisch gesichert (A15.7)

A15.7 Primäre Tuberkulose der Atmungsorgane, bakteriologisch, molekularbiologisch oder histologisch gesichert

A15.8 Sonstige Tuberkulose der Atmungsorgane, bakteriologisch, molekularbiologisch oder histologisch gesichert

Tuberkulose:
· Mediastinum
· Nase
· Nasennebenhöhle [jede]
· Nasopharynx

A15.9 Nicht näher bezeichnete Tuberkulose der Atmungsorgane, bakteriologisch, molekularbiologisch oder histologisch gesichert

A16.- Tuberkulose der Atmungsorgane, weder bakteriologisch, molekularbiologisch noch histologisch gesichert

A16.0 Lungentuberkulose, bakteriologisch, molekularbiologisch und histologisch nicht gesichert

Tuberkulös:
· Bronchiektasie
· Fibrose der Lunge

	· Pneumonie
	· Pneumothorax
A16.1	Lungentuberkulose, bakteriologische, molekularbiologisch und histologische Untersuchung nicht durchgeführt
	Unter A16.0 aufgeführte Zustände, bakteriologische, molekularbiologische und histologische Untersuchung nicht durchgeführt
A16.2	Lungentuberkulose ohne Angabe einer bakteriologischen, molekularbiologischen oder histologischen Sicherung
	Lungentuberkulose
	Tuberkulös:
	· Bronchiektasie
	· Fibrose der Lunge
	· Pneumonie
	· Pneumothorax
A16.3	Tuberkulose der intrathorakalen Lymphknoten ohne Angabe einer bakteriologischen, molekularbiologischen oder histologischen Sicherung
	Lymphknotentuberkulose:
	· hilär
	· intrathorakal
	· mediastinal
	· tracheobronchial
	Exkl.: Als primär bezeichnet (A16.7)
A16.4	Tuberkulose des Larynx, der Trachea und der Bronchien ohne Angabe einer bakteriologischen, molekularbiologischen oder histologischen Sicherung
	Tuberkulose:
	· Bronchien
	· Glottis
	· Larynx
	· Trachea
A16.5	Tuberkulöse Pleuritis ohne Angabe einer bakteriologischen, molekularbiologischen oder histologischen Sicherung
	Tuberkulös:

· Empyem

· Pleuritis

Tuberkulose der Pleura o.n.A.

Exkl.:   Bei primärer Tuberkulose der Atmungsorgane (A16.7)

A16.7   Primäre Tuberkulose der Atmungsorgane ohne Angabe einer bakteriologischen, molekularbiologischen oder histologischen Sicherung

Primäre(r):

· Tuberkulose der Atmungsorgane o.n.A.

· tuberkulöser Komplex

A16.8   Sonstige Tuberkulose der Atmungsorgane ohne Angabe einer bakteriologischen, molekularbiologischen oder histologischen Sicherung

Tuberkulose:

· Mediastinum

· Nase

· Nasennebenhöhle [jede]

· Nasopharynx

A16.9   Nicht näher bezeichnete Tuberkulose der Atmungsorgane ohne Angabe einer bakteriologischen, molekularbiologischen oder histologischen Sicherung

Tuberkulose o.n.A.

Tuberkulose der Atmungsorgane o.n.A.

A17.-†   Tuberkulose des Nervensystems

A17.0†   Tuberkulöse Meningitis (G01*)

Tuberkulöse Leptomeningitis

Tuberkulose der Meningen (zerebral) (spinal)

A17.1†   Meningeales Tuberkulom (G07*)

Tuberkulom der Meningen

A17.8†   Sonstige Tuberkulose des Nervensystems

Tuberkulös:

· Hirnabszess (G07*)

· Meningoenzephalitis (G05.0*)

· Myelitis (G05.0*)

· Polyneuropathie (G63.0*)

Tuberkulom

Tuberkulose in Gehirn (G07*)

Rückenmark (G07*)

A17.9†   Tuberkulose des Nervensystems, nicht näher bezeichnet (G99.8*)

A18.-   Tuberkulose sonstiger Organe

A18.0†   Tuberkulose der Knochen und Gelenke
Tuberkulös:
- · Arthritis (M01.1-*)
- · Knochennekrose (M90.0-*)
- · Mastoiditis (H75.0*)
- · Osteomyelitis (M90.0-*)
- · Ostitis (M90.0-*)
- · Synovitis (M68.0-*)
- · Tendosynovitis (M68.0-*)

Tuberkulose:
- · Hüfte (M01.15*)
- · Knie (M01.16*)
- · Wirbelsäule (M49.0-*)

A18.1†   Tuberkulose des Urogenitalsystems
Tuberkulose:
- · Cervix uteri (N74.0*)
- · Harnblase (N33.0*)
- · männliche Genitalorgane (N51.-*)
- · Niere (N29.1*)
- · Ureter (N29.1*)

Tuberkulose im weiblichen Becken (N74.1*)

A18.2   Tuberkulose peripherer Lymphknoten
Tuberkulöse Lymphadenitis
Exkl.:   Tuberkulöse tracheobronchiale Adenopathie (A15.4, A16.3)
Tuberkulose der Lymphknoten:
- · intrathorakal (A15.4, A16.3)
- · mesenterial und retroperitoneal (A18.3)

A18.3   Tuberkulose des Darmes, des Peritoneums und der Mesenteriallymphknoten
Tuberkulös:
- · Aszites
- · Enteritis† (K93.0*)
- · Peritonitis† (K67.3*)

Tuberkulose:
- Anus und Rektum† (K93.0*)
- Darm (Dickdarm) (Dünndarm)† (K93.0*)
- retroperitoneal (Lymphknoten)

A18.4   Tuberkulose der Haut und des Unterhautgewebes
Lupus:
- exedens
- vulgaris:
- des Augenlides† (H03.1*)
- o.n.A.
Skrofuloderm
Tuberculosis cutis indurativa [Erythema induratum, tuberkulös]
Exkl.:   Lupus erythematodes (L93.-)
Systemischer Lupus erythematodes (M32.-)

A18.5†   Tuberkulose des Auges
Tuberkulöse:
- Chorioretinitis (H32.0*)
- Episkleritis (H19.0*)
- interstitielle Keratitis (H19.2*)
- Iridozyklitis (H22.0*)
- Keratokonjunktivitis (interstitiell) (phlyktänulär) (H19.2*)
Exkl.:   Lupus vulgaris des Augenlides (A18.4)

A18.6†   Tuberkulose des Ohres
Tuberkulöse Otitis media (H67.0*)
Exkl.:   Tuberkulöse Mastoiditis (A18.0†)

A18.7†   Tuberkulose der Nebennieren (E35.1*)
Addison-Krankheit, tuberkulös

A18.8†   Tuberkulose sonstiger näher bezeichneter Organe
Tuberkulöse zerebrale Arteriitis (I68.1*)
Tuberkulose:
- Endokard (I39.8*)
- Myokard (I41.0*)
- Ösophagus (K23.0*)
- Perikard (I32.0*)
- Schilddrüse (E35.0*)

A19.-   Miliartuberkulose

Inkl.:   Tuberkulöse Polyserositis
Tuberkulose:
· disseminiert
· generalisiert

A19.0   Akute Miliartuberkulose einer einzelnen näher be-
zeichneten Lokalisation
A19.1   Akute Miliartuberkulose mehrerer Lokalisationen
A19.2   Akute Miliartuberkulose, nicht näher bezeichnet
A19.8   Sonstige Miliartuberkulose
A19.9   Miliartuberkulose, nicht näher bezeichnet

4.6.2.2 Nicht-tuberkulöse Mykobakteriosen

Ein Infektion mit nicht-tuberkulösen (syn. atypischen) Mykobakterien ist mit einem Kode aus der Kategorie A31.- zu klassifi-
zieren:

A31.-   Infektion durch sonstige Mykobakterien
Exkl.:   Lepra (A30.-)
Tuberkulose (A15-A19)
A31.0   Infektion der Lunge durch sonstige Mykobakterien
Infektion durch Mycobacterium:
· avium
· intracellulare [Battey]
· kansasii
A31.1   Infektion der Haut durch sonstige Mykobakterien
Infektion durch Mycobacterium:
· marinum [Schwimmbadgranulom]
· ulcerans [Buruli-Ulkus]
A31.8-   Sonstige Infektionen durch Mykobakterien
A31.80   Disseminierte atypische Mykobakteriose
Hinw.: Der Erreger ist in mindestens einem sterilen Komparti-
ment nachweisbar.
A31.88 Sonstige Infektionen durch Mykobakterien

A31.9   Infektion durch Mykobakterien, nicht näher bezeichnet
Atypische mykobakterielle Infektion o.n.A.

Mykobakteriose o.n.A.

4.6.3 Candida-Infektionen

Hier bestimmt der Erreger die Kategorie, erst die vierte Stelle
bestimmt das Organ, teilweise in Verbindung mit einem Stern-
Kode.

B37.0 Candida-Stomatitis

B37.1 Candida-Pneumonie (*J17.2)

B37.2 Candidose der Haut und der Nägel

B37.3† Candidose der Vulva und der Vagina (*N77.1)

B37.4† Candidose an sonstigen Lokalisationen des Urogeni-
talsystems
N51.2* Balanitis
N37.0* Urethritis

B37.7 Candida-Sepsis

B37.81 Candida-Ösophagitis

B37.88 Candidose an sonstigen Lokalisationen

Resistenzen werden zusätzlich mit U83! Candida mit Resistenz
gegen Fluconazol oder Voriconazol verschlüsselt. Falls eine
entsprechende antimykotische Therapie erfolgte, stehen Prozedurenkodes für die Gabe von Anidulafungin, Caspofungin,
Voriconazol, Posaconazol oder Amphotericin (in bestimmten
Darreichungsformen) zur Verfügung.

4.6.4 HIV und AIDS

Zur Kodierung von HIV ist stets nur einer der folgenden Kodes
anzugeben:

R75 Laborhinweis auf HIV (unsicherer Nachweis nach
nicht eindeutigem serologischen Test)

oder

B23.0 Akutes HIV-Infektionssyndrom

oder

Z21 Asymptomatische HIV-Infektion (Infektionsstatus HIV-
positiv o.n.A.)

oder

B20-24 Humane Immundefizienz-Viruskrankheit

Der Kode

O98.7 *HIV-Krankheit [Humane Immundefizienz-Viruskrank-
heit], die Schwangerschaft, Geburt und Wochenbett
kompliziert*

kann jedoch auch zusätzlich verwendet werden.

Grundsätzlich sind entgegen der Definition einer Nebendiagnose (DKR D003d) alle bestehenden Manifestationen der
HIV-Krankheit (AIDS) zu kodieren.

4.6.4.1 Laborhinweis auf HIV

Bei einem Patienten mit nicht sicher positivem HIV-Antikörper-
Test, z.B. bei positivem Screening-Test und negativem oder
unsicherem Bestätigungstest, wird die Nebendiagnose R75
Laborhinweis auf HIV verschlüsselt. Der Kode darf nicht als
Hauptdiagnose verwendet werden.

4.6.4.2 Akutes HIV-Infektionssyndrom

Beispiel:
Ein HIV-positiver Patient wird mit einer Lymphadenopathie aufgenommen.

Hauptdiagnose:
R59.1 Lymphknotenvergrößerung, generalisiert

Nebendiagnose:
B23.0 Akutes HIV-Infektionssyndrom

Hier besteht eine Ausnahme von den Kodierrichtlinien: Das
Symptom (z. B. Lymphknotenvergrößerung) ist trotz bekannter
Ursache die Hauptdiagnose, das akute HIV-Infektionssyndrom
die Nebendiagnose (DKR 0101f). Die Diagnose akutes HIV-
Infektionssyndrom darf nach Abheilung der primären Erkran-
kung nicht mehr verwendet werden.

4.6.4.3 Asymptomatische HIV-Infektion

Bei asymptomatischen HIV-positiven Patienten, die wegen einer
anderen Erkrankung behandelt werden, wird die HIV-Erkran-

kung nur dann als Nebendiagnose Z21 Asymptomatische HIV-Infektion verschlüsselt, wenn sich der Behandlungsaufwand durch die Infektion erhöht (entsprechend der Definition für Nebendiagnosen). Der Kode Z21 ist niemals Hauptdiagnose.

4.6.4.4 HIV-Erkrankung (AIDS)

Folgende Kodes stehen zur Verfügung:

B20	Infektiöse und Parasitäre Krankheiten infolge HIV-Krankheit
B21	Bösartige Neubildungen infolge HIV-Krankheit
B22	Sonstige näher bezeichnete Krankheiten infolge HIV-Krankheit
B23.8	Sonstige näher bezeichnete Krankheitszustände infolge HIV-Krankheit
B24	Nicht näher bezeichnete HIV-Krankheit

Ferner ist das Stadium der Erkrankung und die Anzahl der Helferzellen anzugeben:

U60.-! Klinische Kategorien der HIV-Krankheit

Hinw.: Die Einteilung der klinischen Kategorien ist analog der international gebräuchlichen Klassifikation (1993) der CDC vorzunehmen.

Prozedur(en):

U60.2!	Kategorie B: Symptomatische HIV-Krankheit, nicht Kategorie A oder C
U60.3!	Kategorie C: Vorhandensein von AIDS-Indikatorkrankheiten (AIDS-definierende Erkrankungen)
U60.9!	Klinische Kategorie der HIV-Krankheit nicht näher bezeichnet

U61.-! Anzahl der T-Helferzellen bei HIV-Krankheit

Hinw.: Die Einteilung nach der Anzahl der (CD4+-) T-Helferzellen pro Mikroliter Blut ist analog der international gebräuchlichen Klassifikation (1993) der CDC vorzunehmen.

U61.1!	Kategorie 1: 500 und mehr (CD4+-) T-Helferzellen/Mikroliter Blut
U61.2!	Kategorie 2: 200 bis 499 (CD4+-) T-Helferzellen/Mikroliter Blut

U61.3! Kategorie 3: Weniger als 200 (CD4+-) T-Helferzellen/Mikroliter Blut

U61.9! Anzahl der (CD4+-) T-Helferzellen nicht näher bezeichnet

Für die Behandlung der HIV-Infektion ist die Resistenzlage zu beachten, da der Kode U85! Humanes Immundefizienz-Virus mit Resistenz gegen Virustatika oder Proteinaseinhibitoren zur zusätzlichen Verschlüsselung zur Verfügung steht.

Patienten mit einer HIV-assoziierten Erkrankung (dies kann eine AIDS-definierende Erkrankung sein oder nicht) werden mit Schlüsselnummern aus der Gruppe B20–B24 (außer B23.0) kodiert. Die Kodes R75 und Z21 sind in diesem Fall nicht zu verwenden. Die interstitielle lymphoide Pneumonie wird nur mit B22 kodiert, d.h. ohne einen weiteren Kode etwas aus J84.-.

Sofern die Erkrankung, die hauptsächlich für die Veranlassung des Krankenhausaufenthalts des Patienten verantwortlich ist, die HIV-Krankheit ist, ist der entsprechende Kode aus B20–B24 (außer B23.0) oder O98.7 (siehe auch DKR 1510 *Komplikationen in der Schwangerschaft* (Seite 118)) als Hauptdiagnose zu verwenden. Ein Beispiel hierfür ist ein Patient, der stationär zur antiretroviralen Chemotherapie der HIV-Erkrankung aufgenommen wird.

Wenn eine Manifestation der bereits bekannten HIV-Krankheit hauptsächlich für die Veranlassung des Krankenhausaufenthalts des Patienten verantwortlich ist, wird diese Manifestation zur Hauptdiagnose. Ein Kode aus B20-B24 (außer B23.0) ist als Nebendiagnose anzugeben (DKR 0101f).

Beispiel:
Ein Patient mit AIDS wird zur Behandlung eines Kaposi-Sarkoms aufgenommen. Gleichzeitig besteht eine CMV-Retinitis.

Hauptdiagnose:
C46.8   Kaposi-Sarkom mehrerer Organe

Nebendiagnosen:
B21   Bösartige Neubildungen infolge HIV-Krankheit

B25.8† Sonstige Zytomegalie
H32.0* Chorioretinitis bei anderenorts klassifizierten infektiösen und parasitären Krankheiten

Das Kaposi-Sarkom ist immer ein primäres Neoplasma. Auch entgegen der Definition einer Nebendiagnose ist das Kaposi-Sarkom bei jedem weiteren Krankenhausaufenthalt als Nebendiagnose zu kodieren (DKR 0101f).

Ist eine Manifestation der HIV-Erkrankung die Hauptdiagnose, kann auch eine Kreuz-Stern-Kombination erforderlich sein.

Beispiel:
Ein Patient wird zur Behandlung einer Pneumocystis jiroveci-Pneumonie auf dem Boden einer HIV-Erkrankung ins Krankenhaus aufgenommen. Wegen einer schweren respiratorischen Insuffizienz erhält er zusätzlich Sauerstoff und Steroide.

Hauptdiagnose:
B59† Pneumocystose

Nebendiagnosen:
J17.3* Pneumonie bei parasitären Krankheiten
B20 Infektiöse und parasitäre Krankheiten infolge HIV-Krankheit
J96.0 Akute respiratorische Insuffizienz

Die antiretrovirale Therapie ist ebenfalls zu verschlüsseln:
8-548 Hochaktive antiretrovirale Therapie [HAART]
Hinw.: Antiretrovirale Substanzen sind hier Medikamente zur Behandlung von HIV-Infektionen, z.B. Proteasehemmer, Fusionsinhibitoren, Nukleosidanaloga und nicht nukleosidale RT-Inhibitoren
8-548.0 Mit 2 bis 4 Einzelsubstanzen
8-548.1 Mit 5 oder mehr Einzelsubstanzen

Ferner sind die Prozeduren anzugeben:
1-930.1 Quantitative Virus-Nukleinsäurebestimmung
1-930.3 Bestimmung der HI-Viruslast zur Verlaufsbeurteilung

1-930.4 Genotypische oder phänotypische Resistenzbestim-
mung von Viren (HI-Viren oder Hepatitis-B-Virus) gegen antiretrovirale Substanzen

4.6.5 Bakteriämie, Sepsis, Neutropenie

Eine symptomatische Bakteriämie wird mit dem Kode aus der
Kategorie A49.- Bakterielle Infektion nicht näher bezeichneter
Lokalisation verschlüsselt. Eine Ausnahme stellt nur die Menin-
gokokkenbakteriämie dar, die mit A39.4 Meningokokkensep-
sis, nicht näher bezeichnet verschlüsselt wird.

Patienten mit einer Sepsis erhalten nach dem Erreger einen
passenden Sepsis-Kode, z. B.:

A39.2	Akute Meningokokkensepsis
A40.-	Streptokokkensepsis
A41.-	Sonstige Sepsis
B37.7	Candida-Sepsis

Für postoperative Sepsis, Sepsis im Zusammenhang mit Infusionen oder Transfusionen gibt es weitere Kodes, z.B.:

T80.2	Infektionen nach Infusion, Transfusion oder Injektion zu therapeutischen Zwecken
T81.4	Infektion nach einem Eingriff, andernorts nicht klassi-fiziert
T81.6	Infektion und entzündliche Reaktion durch eine Herz-klappenprothese

Für Infektionen nach Lungenoperationen stehen dabei keine
spezifischen Kodes zur Verfügung, so dass der Kode T81.4 an-
zuwenden ist. Bei bekanntem Erreger wird zusätzlich ein Kode
aus A40.- Streptokokkensepsis oder A41.- Sonstige Sepsis zugewiesen.

Tritt bei einem Neutropenie-Patienten eine Sepsis auf, wird an
erster Stelle der Kode A40.- oder A41.- benutzt, danach ein
Kode aus D70.- Agranulozytose und Neutropenie zugewiesen.

Im Fall einer Sepsis durch eine Harnwegsinfektion (Urosepsis) wird der Kode A40.- oder A 41.- benutzt und nicht N39.0 Harnwegsinfektion, Lokalisation n. n. bez. (DKR 0103f).

4.7 Keimträger

Erfolgt eine stationäre Aufnahme ausschließlich zur Isolierung bzw. Abschirmung eines Keimträgers (z.B. MRSA) vor seiner Umgebung oder zur Isolierung einer Person nach Kontakt mit Infektionskrankheiten, sollte der Hauptdiagnosenkode Z29.0 Isolierung als prophylaktische Maßnahme zugewiesen werden. Auch hierbei ist an die Verschlüsselung von Infektionserregern (B95.-! bis B97.-!) bzw. von deren Resistenzen (U80.-!, U81!) zu denken, wobei bei Verwendung der U-Kodes nicht zusätzlich die B-Kodes verschlüsselt werden, da eine Besiedelung keine Krankheit darstellt. Es lassen sich weiter kodieren:

Z22.3 Keimträger anderer näher bezeichneter bakterieller Krankheiten (z.B. MRSA ohne Infektion, zusätzlich zu verschlüsseln mit B96.5! in Kombination mit U80.0!)
Z22.4 Keimträger von Infektionskrankheiten, die vorwiegend durch Geschlechtsverkehr übertragen werden (Gonorrhoe, Syphilis)
Z22.5 Keimträger der Virushepatitis (HBsAg-Träger)
Z22.8 Keimträger sonstiger Infektionskrankheiten

4.8 Zystische Fibrose

Zur Verschlüsselung stehen folgende Kodes zur Verfügung:
E84.0 Zystische Fibrose mit Lungenmanifestationen
E84.1 Zystische Fibrose mit Darmmanifestationen
Distales intestinales Obstruktionssyndrom
Mekoniumileus bei zystischer Fibrose† (P75*)
E84.8- Zystische Fibrose mit sonstigen Manifestationen
E84.80 Zystische Fibrose mit Lungen- und Darm-Manifestation

E84.87 Zystische Fibrose mit sonstigen multiplen Manifestationen

E84.88 Zystische Fibrose mit sonstigen Manifestationen

E84.9 Zystische Fibrose, nicht näher bezeichnet

Bei einem Patienten mit Zystischer Fibrose ist unabhängig davon, aufgrund welcher Manifestation dieser Erkrankung er aufgenommen wird, eine Schlüsselnummer aus E84.– Zystische Fibrose als Hauptdiagnose zuzuordnen. Die spezifische(n) Manifestation(en) ist/sind immer als Nebendiagnose(n) zu verschlüsseln.

Es ist zu beachten, dass in Fällen mit kombinierten Manifestationen der passende Kode aus

E84.8- Zystische Fibrose mit sonstigen Manifestationen zu verwenden ist:

E84.80 Zystische Fibrose mit Lungen- und Darm-Manifestation

E84.87 Zystische Fibrose mit sonstigen multiplen Manifestationen

E84.88 Zystische Fibrose mit sonstigen Manifestationen

E84.80 Zystische Fibrose mit Lungen- und Darm-Manifestation wird nicht angegeben, wenn die Behandlung der Darm-Manifestation im Vordergrund steht und die stationäre Aufnahme z.B. speziell zur Operation einer mit der Darm-Manifestation in Zusammenhang stehenden Komplikation erfolgt ist. In diesen Fällen ist E84.1 Zystische Fibrose mit Darmmanifestationen als Hauptdiagnose zuzuweisen, als Nebendiagnose wird zusätzlich E84.0 Zystische Fibrose mit Lungenmanifestationen kodiert. Diese Kodieranweisung stellt somit eine Ausnahme zu den Regeln der ICD-10 zur Verschlüsselung der Zystischen Fibrose mit kombinierten Manifestationen dar. Bei Krankenhausaufenthalten, die nicht die Zystische Fibrose betreffen, wird die Erkrankung (z.B. Fraktur) als Hauptdiagnose und ein Kode aus E84.– Zystische Fibrose als Nebendiagnose verschlüsselt (DKR 0403d).

Die spezifischen Manifestationen wie Bronchiektasen (J47), infektexazerbierte chronisch obstruktive Bronchitis (J44.0-) oder Pneumonien (J13 bis J17.-) sollten als Nebendiagnosen aufgeführt werden (DKR 0403d).

Beispiel:
Ein Patient mit zystischer Fibrose und einer daraus resultierenden chronisch obstruktiven Bronchitis mit Bronchiektasen wird zur antibiotischen und physiotherapeutischen Behandlung einer Infektexazerbation der mittelschweren Atemwegserkrankung durch einen multiresistenten Burkholderia cepacia aufgenommen. Gleichzeitig werden wegen einer Pankreasfibrose oral Pankreasfermente substituiert.

Hauptdiagnose:
E84.80 Zystische Fibrose mit Lungenmanifestationen

Nebendiagnosen:
J44.01 chronisch obstruktive Lungenerkrankung mit Infektion der unteren Atemwege
FEV-1 $\geq$ 35% und < 50% des Sollwertes

B96.5! Pseudomonas und andere Nonfermenter als Ursache von Krankheiten, die in anderen Kapiteln klassifiziert sind,

U80.7! Burkholderia und Stenotrophomonas mit Resistenz gegen Chinolone, Amikacin, Ceftazidim, Piperacillin/Tazobactam oder Cotrimoxazol

J47 Bronchiektasen

E84.1 Zystische Fibrose mit Darmmanifestation†

K87.1* Krankheiten des Pankreas bei anderenorts klassifizierten Krankheiten

Die Darm-Manifestation wird also als Nebendiagnose angegeben. Bezüglich der zystischen Pankreasfibrose verweist zwar die ICD-10-GM in der entsprechenden Kategorie K86.- auf einen Kode aus E84.- Zystische Fibrose, aber die DKR 0403d schreibt die Verschlüsselung der spezifischen Manifestationen der zystischen Fibrose als Nebendiagnosen vor, so dass sich die Verwendung eines zusätzlichen Kodes, in diesem Falle nur sinnvoll des angegebenen Stern-Kodes, empfiehlt.

4.9 Diffuse Lungenkrankheiten

4.9.1 Interstitielle Lungenerkrankungen

Die Kodierung der interstitiellen Lungenerkrankungen berei-
tet in der Regel keine Schwierigkeiten. Für Lungenkrankheiten
durch exogene Substanzen (Pneumokoniosen, exogen-all-
ergische Alveolitis u.a.) werden eindeutige Kode bei J60 bis
J70 angegeben. Die idiopathische pulmonale Fibrose wird
durch J84.1 Sonstige interstitielle Lungenkrankheiten mit Fibrose verschlüsselt. Für andere Erkrankungen ergeben sich
hingegen kodiertechnische Besonderheiten. Zur Funktionsdiagnostik sind, falls durchgeführt, die Prozedurenkodes für die
Ganzkörperplethysmographie (1-710), Bestimmung der CO-
Diffusionskapazität (1-711) sowie Spiroergometrie (1-712) zu
verwenden. Weiterhin stehen die Kodes 1-173 Messung der
funktionellen Residualkapazität [FRC] mit der Helium-Verdünnungsmethode und 1-715 Sechs-Minuten-Gehtest nach Gu-
yatt zur Verfügung

4.9.1.1 Sarkoidose
Für die Sarkoidose stehen Kodes aus der Kategorie D86.- zur
Verfügung und zur gesonderten Verschlüsselung bestimmter
Organmanifestationen Stern-Kodes.

D86.0   Sarkoidose der Lunge
D86.1   Sarkoidose der Lymphknoten
D86.2   Sarkoidose der Lunge mit Sarkoidose der Lymphkno-
        ten
D86.3   Sarkoidose der Haut
D86.8   Sarkoidose an sonstigen und kombinierten Lokalisa-
        tionen
        Iridozyklitis bei Sarkoidose† (H22.1*)
        Febris uveoparotidea [Heerfordt-Syndrom]
        Multiple Hirnnervenlähmung bei Sarkoidose†
        (G53.2*)
        Sarkoid:

· Arthropathie† (M14.8*)

· Myokarditis† (I41.8*)

· Myositis† (M63.3-*)

D86.9   Sarkoidose, nicht näher bezeichnet

4.9.1.2   Pulmonale Histiocytosis X

Die Histiocytosis kann differenziert verschlüsselt werden..

D76.00   Multifokale   Langerhans-Zell-Histiozytose,   Hand-Schüller-Christian-Krankheit, Histiozytosis X, multifokal

D76.01   Unifokale Langerhans-Zell-Histiozytose

Eosinophiles Granulom, Histiocytosis X, unifokal

D76.08   Sonstige und nicht näher bezeichnete Langerhans-Zell-Histiozytose, anderenorts nicht klassifiziert

Histiocytosis X (chronisch) o.n.A.

Für die Verschlüsselung der rein pulmonalen Verlaufsform gibt es nach wie vor keinen eigenen Kode, daher empfiehlt sich weiterhin eine Kode-Kombination: D76.08† mit J99.8* Krankheiten der Atemwege bei sonstigen anderenorts klassifizierten Krankheiten.

4.9.1.3   Lymphangioleiomyomatose

Hier besteht eine Klassifikationslücke. Bei den benignen lymphangiomatösen Entitäten wird auf D18.1- Lymphangiom verwiesen. Es bietet sich daher an, die Lymphangioleiomyomatose mit einer Kodekombination D18.18† Lymphangiom, sonstige Lokalisationen und J99.8* Krankheiten der Atemwege bei sonstigen anderenorts klassifizierten Krankheiten zu verschlüsseln.

4.9.2   Systemerkrankungen mit Lungenbeteiligung

Patienten mit einer Kollagenose oder Vaskulitis werden entweder wegen der Grunderkrankung oder aufgrund einer speziellen Manifestation aufgenommen. Da immer die Grunderkrankung im Mittelpunkt der Diagnostik steht, muss diese die Hauptdiagnose sein. Die aktuelle Manifestation wird als

Nebendiagnose kodiert, sofern sie den medizinischen Behandlungsaufwand erhöht.

Wenn die Grunderkrankung bereits bekannt ist und nur die Manifestation im Behandlungsfokus steht, ist die Manifestation die Hauptdiagnose.

4.9.2.1 Kollagenosen
- Sklerodermie

M34.0 Progressive systemische Sklerose

M34.1 CR(E)ST-Syndrom: Kombination von Kalzinose, Raynaud-Phänomen, Ösophagusfunktionsstörungen, Sklerodaktylie, Teleangiektasie

M34.2 Systemische Sklerose, durch Arzneimittel oder chemische Substanzen induziert

M34.8† Sonstige Formen der systemischen Sklerose:
· mit Lungenbeteiligung (J99.1*),
· Myopathie (G73.7*)

M35.4 Eosinophile Fasziitis

- Sjögren-Syndrom

Treten Organmanifestationen auf, so wird das Sjögren-Syndrom mit M35.0† Sjögren-Syndrom und den betroffenen Lokalisationen verschlüsselt:

M35.0† Sjögren-Syndrom
· H19.3* Sjögren-Syndrom mit Keratokonjunktivitis
· J99.1* Lungenbeteiligung
· G73.7* Myopathie
· N16.4* tubulointerstitielle Nierenerkrankung

4.9.2.2 Vaskulitiden
- Systemischer Lupus erythematodes (SLE)

Folgende Kodes stehen zur Verfügung:

M32.0 Arzneimittelinduzierter SLE

M32.1 SLE mit Beteiligung von Organen und Organsystemen

M32.8 Sonstige Formen des SLE

Der Kode M32.1† SLE mit Beteiligung von Organen und Organsystemen kann kombiniert werden mit

J99.1*   Lungenbeteiligung
N16.4*   Tubulointerstitielle Nierenerkrankung
N08.5*   Glomeruläre Krankheiten

Beispiel:
Bei einem Patienten mit SLE kommt es zum Auftreten von interstitiellen Lungenveränderungen und Dyspnoe. Die Lungenfunktionsprüfung ergibt eine deutliche Restriktion und Gasaustauschstörung.

Hauptdiagnose:
M32.1†   SLE mit Beteiligung von Organen und Organsystemen

Nebendiagnose:
J99.1*   Krankheiten der Atemwege bei sonstigen diffusen Bindegewebskrankheiten

Prozeduren:
1-710   Ganzkörperplethysmographie
1-711   Bestimmung der CO-Diffusionskapazität

Therapiefolgen können auch die Hauptdiagnose darstellen.

Beispiel:
Ein Patient mit bekanntem systemischen Lupus erythematodes wird wegen einer Pneumonie unter immunsuppressiver Behandlung stationär aufgenommen. Die immunsuppressive Therapie wird unterbrochen.

Hauptdiagnose:
J15.0   Pneumonie durch Klebsiella pneumoniae

Nebendiagnosen:
D90   Immunkompromittierung nach Bestrahlung, Chemotherapie oder sonstigen immunsuppressiven Maßnahmen
M32.8   Sonstige Formen des SLE

* Wegener- Granulomatose

Die Verfahrensweise ist die gleiche wie bei anderen Systemerkrankungen. Allerdings ist unter M31.3 Wegener-Granulomatose zusätzlich Nekrotisierende Granulomatose der Atemwege hinterlegt, so dass nur darüber hinaus gehende Komplikationen verschlüsselt werden müssen.

Beispiel:
Ein Patient wird wegen Hämoptysen stationär aufgenommen. Während des stationären Aufenthalts wird die Diagnose eines M. Wegener mit Lungen- und Nierenbeteiligung gestellt. Es wird vorübergehend symptomatisch mit oralen Hämostyptika behandelt.

Hauptdiagnose:
M31.3† Wegener-Granulomatose

Nebendiagnosen:
N08.5* Glomeruläre Krankheiten bei Systemkrankheiten des Bindegewebes
R04.2 Hämoptysen

Erfolgt eine Immunsupression, so ist als Prozedur ein Kode anzugeben aus
8-547.3 Immunsuppression
 .30 intravenös
 .31 sonstige Applikationsform

Für das Churg-Strauss-Syndrom existiert ein gesonderter Kode:
M30.1 Panarteriitis mit Lungenbeteiligung, allergische Granulomatose (Churg-Strauss-Granulomatose)

4.9.3 Alveolarproteinose

Die Alveolarproteinose ist mit dem Kode J84.0 zu verschlüsseln, die therapeutische große Lungenlavage mit dem gruppierungsrelevanten OPS-Kode 8-173.0

4.9.4 Kryptogene organisierende Pneumonie (COP) bzw. Bronchiolitis obliterans mit organisierender Pneumonie (BOOP)

Hierfür soll laut Thesaurus der Kode J84.0 Alveoläre und parietoalveoläre Krankheitszustände verwendet werden.

4.10 Pulmonale kardiovaskuläre Erkrankungen

4.10.1 Lungenarterienembolie
Die Lungenarterienembolie wird unter Angabe eines gleichzeitig bestehenden oder nicht bestehenden Cor pulmonale bzw. nach der Klinik (Schweregrad) verschlüsselt.

I26.- Lungenembolie
Inkl.: Lungeninfarkt
Postoperative Lungenembolie
Pulmonal (-Arterien) (-Venen):
· Thromboembolie
· Thrombose
Exkl. als Komplikation bei:
· Abort, Extrauteringravidität oder Molenschwangerschaft (O00-O07 , O08.2)
· Schwangerschaft, Geburt oder Wochenbett (O88.-)

I26.0 Lungenembolie mit Angabe eines akuten Cor pulmonale
Akutes Cor pulmonale o.n.A.
Fulminante Lungenembolie
Massive Lungenembolie

I26.9 Lungenembolie ohne Angabe eines akuten Cor pulmonale
Lungenembolie o.n.A.
Nichtmassive Lungenembolie

Die Lungenembolie während der Schwangerschaft und die postpartale Lungenembolie bzw. Thrombose wird verschlüsselt mit:

O88.20 Lungenembolie während der Gestationsperiode
Lungenembolie im Wochenbett
O88.28 Sonstige Thromboembolie während der Gestations-
periode
Embolie o.n.A. im Wochenbett
Embolie o.n.A. während der Gestationsperiode

Eine Behandlung mit Antikoagulanzien, die der Patient wegen
einer zurückliegenden Lungenembolie erhält, wird mit Z92.1
Dauertherapie (gegenwärtig) mit Antikoagulanzien in der Eigenanamnese und Z86.7 Krankheiten des Kreislaufsystems in
der Eigenanamnese verschlüsselt.

4.10.2 Cor pulmonale und Rechtsherzinsuffizienz

Für das Cor pulmonale steht der Kode I27.9 Pulmonale Herzkrankheit, nicht näher bezeichnet zur Verfügung, bei dem die
Entitäten "Chronische kardiopulmonale Krankheit" und "Cor
pulmonale (chronisch) o.n.A." hinterlegt sind.

Die Rechtsherzinsuffizienz wird mit
I50.00   Primäre Rechtsherzinsuffizienz
oder
I50.01   Sekundäre Rechtsherzinsuffizienz
Rechtsherzinsuffizienz infolge
Rechtsherzinsuffizienz o.n.A.
verschlüsselt. Soll das Stadium der angegeben werden, so ist
eine zusätzliche Schlüsselnummer aus I50.1- zu verwenden.
Das Cor pulmonale ist bei Verschlüsselung einer Rechtsherzin-
suffizienz zusätzlich zu kodieren.

4.10.3 Pulmonale Hypertonie (PAH)

Unter I27.- Sonstige pulmonale Herzkrankheiten finden sich
die Kode für
I27.0   Primäre pulmonale Hypertonie
Pulmonale (arterielle) Hypertonie (idiopathisch) (primär)

I27.1	Kyphoskoliotische Herzkrankheit
I27.2	Sonstige näher bezeichnete sekundäre pulmonale Hypertonie
	I27.20	Pulmonale Hypertonie bei chronischer Thromboembolie
	I27.28	Sonstige näher bezeichnete sekundäre pulmonale Hypertonie

I27.8	Sonstige näher bezeichnete pulmonale Herzkrankheiten
	Exkl.: Eisenmenger-Defekt (Q21.88)
I27.9	Pulmonale Herzkrankheit, nicht näher bezeichnet
	Inkl.: Chronische kardiopulmonale Krankheit, Cor pulmonale (chronisch) o.n.A.

Soll für I27.28 die Ursache angegeben werden, ist eine zusätzliche Schlüsselnummer zu benutzen.

Bei Patienen mit PAH erfolgt oft auch eine subtile invasive Diagnostk. Diesbezüglich ist auf eine vollständige Verschlüsselung der Prozeduren zu achten. Mögliche Prozeduren hierbei sind:

1-27	Diagnostische Katheteruntersuchung an Herz und Kreislauf
	Exkl.: Elektrophysiologische Untersuchung des Herzens, kathetergestützt (1-265)
1-273	Rechtsherz-Katheteruntersuchung
	Inkl.: Katheteruntersuchung von A. pulmonalis, rechtem Ventrikel, rechtem Vorhof und V. cava
	Druckmessung, Druckgradientenbestimmung, Messung des Herzzeitvolumens, Bestimmung des pulmonalen Gefäßwiderstandes und Messung unter Belastung

Hinw.: Bei einer kombinierten Links- und Rechtsherz-Katheteruntersuchung ist jeweils ein Kode für die Rechtsherz-Katheteruntersuchung und ein Kode für die Linksherz-Katheteruntersuchung anzugeben

1-273.1 Oxymetrie
1-273.2 Druckmessung mit Messung des Shuntvolumens

1-273.5 Messung der pulmonalen Flussreserve

1-273.6 Messung des Lungenwassers

1-273.x Sonstige

1-273.y N.n.bez.

Zur Behandlung der PAH stehen heute zahlreiche Medikanete zur Verfügung. Bei Bosentan ezeugt die Medikamentengabe ein dosisabhängiges Zusatzentgelt.

ZE2010-56 Gabe von Bosentan, oral

Prozedur: 6-002.f*

6-002.f Bosentan, oral

6-002.f0 250 mg bis unter 500 mg

Hinw.:

Dieser Kode ist für Patienten mit einem Alter bei Aufnahme von unter 15 Jahren anzugeben.

6-002.f1 500 mg bis unter 750 mg

Hinw.:

Dieser Kode ist für Patienten mit einem Alter bei Aufnahme von unter 15 Jahren anzugeben.

6-002.f2	750 mg bis unter 1.000 mg
6-002.f3	1.000 mg bis unter 1.250 mg
6-002.f4	1.250 mg bis unter 1.500 mg
6-002.f5	1.500 mg bis unter 1.750 mg
6-002.f6	1.750 mg bis unter 2.000 mg
6-002.f7	2.000 mg bis unter 2.250 mg
6-002.f8	2.250 mg bis unter 2.500 mg
6-002.f9	2.500 mg bis unter 2.750 mg
6-002.fa	2.750 mg bis unter 3.000 mg
6-002.fb	3.000 mg bis unter 3.500 mg
6-002.fc	3.500 mg bis unter 4.000 mg
6-002.fd	4.000 mg bis unter 4.500 mg
6-002.fe	4.500 mg bis unter 5.000 mg
6-002.ff	5.000 mg bis unter 5.500 mg
6-002.fg	5.500 mg bis unter 6.000 mg
6-002.fh	6.000 mg bis unter 7.000 mg
6-002.fj	7.000 mg bis unter 8.000 mg
6-002.fk	8.000 mg bis unter 9.000 mg
6-002.fm	9.000 mg bis unter 10.000 mg

6-002.fn   10.000 mg bis unter 11.000 mg

6-002.fp   11.000 mg und mehr

Dieses Zusatzentgeld muß jedoch auf lokaler Ebene hausindividuell verhandelt werden. Die Erbringung dieses ZEs ist jedoch auch ohne vorherige Verhandlung möglich. Es wird dann ein fiktiver Wert von EUR 600/Fall abgerechnet.

Eine Übersicht über die entsprechenden ZEs findet sich im Anhang.

4.11 Lungentransplantation

Hauptdiagnose der Patienten, die zu einer Lungentransplantation stationär aufgenommen werden, ist die zu Grunde liegende Lungenerkrankung.

Weiterhin die Listung eines Patienten zur Transplantation sowie die entsprechende Dringlichkeit.

U55.2-   Erfolgte Registrierung zur Lungentransplantation

U55.20   Ohne Dringlichkeitsstufe U [Urgency] oder HU [High Urgency]

U55.21   Mit Dringlichkeitsstufe U [Urgency]

U55.22   Mit Dringlichkeitsstufe HU [High Urgency]

U55.3-   Erfolgte Registrierung zur Herz-Lungentransplantation

U55.30   Ohne Dringlichkeitsstufe U [Urgency] oder HU [High Urgency]

U55.31   Mit Dringlichkeitsstufe U [Urgency]

U55.32   Mit Dringlichkeitsstufe HU [High Urgency]

Zu kodieren sind auch die Prozeduren:

1-920   Medizinische Evaluation und Entscheidung über die Indikation zur Transplantation

1-920.0 Vollständige Evaluation, ohne Aufnahme eines Patienten auf eine Warteliste zur Organtransplantation

    .02   Lungentransplantation

1-920.1 Teilweise Evaluation, ohne Aufnahme eines Patienten auf eine Warteliste zur Organtransplantation

Inkl.: Abbruch der Evaluation
.12   Lungentransplantation

1-920.2 Vollständige Evaluation, mit Aufnahme eines Patienten auf eine Warteliste zur Organtransplantation
Hinw.: Ein Kode aus diesem Bereich darf pro geplanter Transplantation nur einmal angegeben werden
.22   Lungentransplantation

1-920.3 Re-Evaluation, mit Aufnahme oder Verbleib eines Patienten auf eine(r) Warteliste zur Organtransplantation
.32   Lungentransplantation

1-920.4 Re-Evaluation, mit Herausnahme eines Patienten aus einer Warteliste zur Organtransplantation
.42   Lungentransplantation

Patienten, die transplantiert wurden, kommen nach der Transplantation aus unterschiedlichsten Gründen wieder zu stationären Aufenthalten:
- Kontrolluntersuchung
- Abstoßungsreaktion
- Infektionen
- Nebenwirkungen der Immunsuppression

Der jeweilige Aufnahmegrund entsprechend der Hauptdiagnosedefinition ist in allen Fällen die Hauptdiagnose. Der Zustand nach Lungentransplantation ist in keinem Fall die Hauptdiagnose (dies führt immer zur Eingruppierung in eine Fehler-DRG), sondern immer Nebendiagnose. Die stationäre Kontrolluntersuchung nach Lungentransplantation mit einer erweiterten Diagnostik und ggf. einer Therapieumstellung wird mit Z09.80 Nachuntersuchung nach Organtransplantation kodiert.

Beispiel:
Vorstellung zur Kontrolluntersuchung nach Lungentransplantation, es werden keine Komplikationen festgestellt.

Hauptdiagnose:
Z09.80 Nachuntersuchung nach Organtransplantation

Nebendiagnosen:
Z94.2 Zustand nach Lungentransplantation
Z92.2 Dauertherapie (gegenwärtig) mit anderen Arzneimitteln in der Eigenanamnese

Beispiel:
Stationäre Aufnahme eines lungentransplantierten Patienten zur Behandlung einer Abstoßungsreaktion unter immunsuppressiver Therapie.

Hauptdiagnose:
T86.81 Versagen und Abstoßung eines Lungentransplantates

Nebendiagosen:
Z94.2 Zustand nach Lungentransplantation
Z92.2 Dauertherapie (gegenwärtig) mit anderen Arzneimitteln in der Eigenanamnese
sowie eventuelle weitere Begleiterkrankungen

Beispiel:
Wiedervorstellung zur Behandlung einer Infektion bei Gabe von Immunsuppressiva nach Lungentransplantation.

Hauptdiagnose:
D90 Immunkompromittierung nach Bestrahlung, Chemotherapie oder sonstigen immunsuppressiven Maßnahmen

Nebendiagnosen:
Z94.2 Zustand nach Lungentransplantation
Z92.2 Dauertherapie (gegenwärtig) mit anderen Arzneimitteln in der Eigenanamnese

Beispiel:
Ein transplantierter Patient kommt unter Ciclosporintherapie wegen Veränderung der Nierenfunktion zur Neueinstellung bzw. Umstellung der Medikation.

Hauptdiagnose:
N14.1   Nephropathie durch sonstige Arzneimittel, Drogen und biologisch aktive Substanzen

Nebendiagnosen:
Y57.9!   Komplikationen durch Arzneimittel oder Drogen
Z94.2   Zustand nach Lungentransplantation
Z92.2   Dauertherapie (gegenwärtig) mit anderen Arzneimitteln in der Eigenanamnese

Empfänger des transplantierten Organs bekommen als Hauptdiagnose den Grund der Aufnahme und den entsprechenden Prozedurenkode für die Transplantation. Es ist nicht notwendig, die Entfernung des erkrankten Organs zu kodieren. Domino-Transplantationspatienten (wenn der Patient während der Behandlungsphase ein Organ sowohl erhält als auch spendet (z.B. Herz/Lunge) erhalten eine Spender-Nebendiagnose aus Z52.– Spender von Organen und Geweben und die Prozedurenkodes für die Transplantation und für die Entnahme (mit der Transplantation als Hauptprozedur).

Wird ein Patient aufgrund eines Versagens oder einer Abstoßungsreaktion nach Transplantation eines Organs oder Gewebes oder einer Graft-versus-host-Krankheit (GVHD) aufgenommen, wird ein Kode aus T86.- Versagen und Abstoßung von transplantierten Organen und Geweben als Hauptdiagnose zugewiesen. Im Falle einer Transplantation von hämatopoetischen Stammzellen ist die (maligne) Grunderkrankung als Nebendiagnose zu kodieren, ebenso ggf. die Organmanifestationen einer GVHD, sofern diese die Nebendiagnosenkriterien nach DKR D003i (Nebendiagnosen) erfüllen. (Diese Regelung hat Vorrang vor DKR 0201f Auswahl und Reihenfolge der Kodes.) Erfolgt die Aufnahme aus einem anderen Grund als des Versagens oder der Abstoßungsreaktion nach Transplantation, so ist T86.– Versagen und Abstoßung von transplantierten Organen und Geweben nicht als Hauptdiagnose anzugeben.

4.12 Intensivmedizin

Nicht unerhebliche Änderungen in den Katalogen der letzten Jahre zeigen die differenzierte Weiterentwicklung gerade dieses Themenkomplexes. Neben der Kodierung von Beatmungsstunden sind eine Vielzahl von Diagnosen, Prozeduren, und Zusatzentgelten zu berücksichtigen und entsprechend zu verschlüsseln. So sind z.B. die richtigen Schlüssel für Sepsisfälle, SIRS oder die differenzierte Abbildung der akuten Pankreatitis von erlösrelevanter Bedeutung.

Die komplette Abbildung intensivmedizinischer Diagnosen und Leistungen ist sehr komplex und würde den Rahmen dieses Leitfadens sprengen. Wir haben uns dennoch entschlossen, einen Abschnitt Intensivmedizin zu gestalten, beschränken uns aber auf Elemente bei der intensivmedizinischen Betreuung von Patienten unter pneumologischen Aspekten.

4.12.1 Maschinelle Beatmung

4.12.1.1   Definition

- Maschinelle Beatmung ("künstliche Beatmung") ist ein Vorgang, bei dem Gase mittels einer mechanischen Vorrichtung in die Lunge bewegt werden. Die Atmung wird unterstützt durch das Verstärken oder Ersetzen der eigenen Atemleistung des Patienten. Bei der künstlichen Beatmung ist der Patient in der Regel intubiert oder tracheotomiert und wird fortlaufend beatmet. Bei intensivmedizinisch versorgten Patienten kann eine maschinelle Beatmung auch über Maskensysteme erfolgen, wenn diese an Stelle der bisher üblichen Intubation oder Tracheotomie eingesetzt werden.

Bei Neugeborenen sind darüber hinaus auch andere atmungsunterstützende Maßnahmen zu verschlüsseln (siehe Punkt 3).

4.12.1.2   Kodierung

Wenn eine maschinelle Beatmung die obige Definition erfüllt, ist

1) die Dauer der künstlichen Beatmung in Stunden zu kodieren,

Hinw.: Die nachfolgenden Kodes sind nicht zu verwenden, wenn die Beatmung während einer Operation durchgeführt wurde. Eine Beatmung, die während einer Operation beginnt und länger als 24 Stunden andauert, muss allerdings kodiert werden. Bei mehreren Beatmungsepisoden während eines stationären Aufenthaltes sind die Zeiten zu addieren und am Ende einmal zu kodieren. Die Dauer der Entwöhnung wird bei der Berechnung der Beatmungsdauer eines Patienten hinzugezählt. Die Intubation ist zusätzlich zu kodieren. Die im Rahmen der Aufrechterhaltung der Homöostase für die postmortale Organspende (8-978) ab dem Zeitpunkt des Beginns der zur Feststellung des Hirntodes (1-202.0) führenden Hirntoddiagnostik anfallende Dauer der maschinellen Beatmung darf bei der Berechnung der Dauer der maschinellen Beatmung für die im Rahmen der Datenübermittlung nach §301 SGB V / § 21 KHEntgG zu übermittelten Beatmungsstundenzahl nicht berücksichtigt werden.

2a) einer der folgenden Kodes

8-701   Einfache endotracheale Intubation
8-704   Intubation mit Doppellumentubus
8-706   Anlegen einer Maske zur maschinellen Beatmung
und/oder

2b) der zutreffende Kode aus

5-311   Temporäre Tracheostomie oder
5-312   Permanente Tracheostomie

anzugeben, wenn zur Durchführung der künstlichen Beatmung ein Tracheostoma angelegt wurde.

3) Bei Neugeborenen ist zusätzlich ein Kode aus

8-711   Maschinelle Beatmung bei Neugeborenen

anzugeben.

4.12.1.3 Berechnung der Dauer der Beatmung

Eine maschinelle Beatmung (siehe Definition), die zur Durchführung einer Operation oder während einer Operation begonnen wird und die nicht länger als 24 Stunden dauert, zählt nicht zur Gesamtbeatmungszeit. Die maschinelle Beatmung während einer Operation im Rahmen der Anästhesie wird als integraler Bestandteil des chirurgischen Eingriffs angesehen. Wenn die maschinelle Beatmung jedoch zur Durchführung einer Operation oder während einer Operation begonnen wird und länger als 24 Stunden dauert, dann zählt sie zur Gesamtbeatmungszeit. Die Berechnung der Dauer beginnt in diesem Fall mit der Intubation; die Intubation ist in diesem Fall zu kodieren, obwohl sie zur Operation durchgeführt wurde.

Beispiel:
Ein Patient wird im Anschluss einer thoraxchirurgischen Operation 21 Stunden beatmet. Die Operation dauerte 4 Stunden.

Prozedur:
8-701   Einfache endotracheale Intubation, Beatmungsdauer: 25 h

Eine Beatmung, die nicht zum Zweck einer Operation begonnen wurde, z.B. in der Intensivbehandlung im Rahmen einer Exazerbation oder Pneumonie, zählt unabhängig von der Dauer immer zur Gesamtbeatmungszeit. Werden bereits beatmete Patienten operiert, so zählt die Operationszeit zur Gesamtbeatmungszeit. Als Bezugsdatum ist der Tag der ersten Leistung zu wählen (DKR P012d, DKR P005h).

Die Berechnung der Dauer der Beatmung beginnt mit einem der folgenden Ereignisse:

- Endotracheale Intubation

Für Patienten, die zur künstlichen Beatmung intubiert werden, beginnt die Berechnung der Dauer mit dem Anschluss an die Beatmungsgeräte. Dies gilt auch für den Fall einer endotrachealen oder endobronchialen Intervention mit der Notwendigkeit einer anschließenden längeren Beatmungsperiode. Gelegentlich muss die endotracheale Kanüle wegen mechanischer Probleme ausgetauscht werden. Zeitdauer der Entfernung und des unmittelbaren Ersatzes der endotrachealen Kanüle sind in diesem Fall als Teil der Beatmungsdauer anzusehen; die Berechnung der Dauer wird fortgesetzt. Für Patienten, bei denen eine künstliche Beatmung durch endotracheale Intubation begonnen und später eine Tracheotomie durchgeführt wird, beginnt die Berechnung der Dauer mit der Intubation. Die Zeitdauer der Beatmung über das Tracheostoma wird hinzugerechnet.

- Maskenbeatmung

Die Berechnung der Dauer der künstlichen Beatmung beginnt zu dem Zeitpunkt, an dem die maschinelle Beatmung einsetzt. Zusätzlich muss dann der folgende Kode verwendet werden:

8-716   Einstellung einer häuslichen maschinellen Beatmung
         Inkl.: Beatmung über Maske oder Tracheostoma

8-716.0 Ersteinstellung

- Tracheotomie (mit anschließendem Beginn der künstlichen Beatmung)

Die Berechnung der Dauer der künstlichen Beatmung beginnt zu dem Zeitpunkt, an dem die maschinelle Beatmung einsetzt.

- Aufnahme eines beatmeten Patienten

Für jene Patienten, die maschinell beatmet aufgenommen werden, beginnt die Berechnung der Dauer mit dem Zeitpunkt der Aufnahme (s.a. "Verlegte Patienten").

Die Berechnung der Dauer der Beatmung endet mit einem der folgenden Ereignisse:

- Extubation
- Beendigung der Beatmung nach einer Periode der Entwöhnung.

Anmerkung:

Für Patienten mit einem Tracheostoma (nach einer Periode der Entwöhnung) gilt: Bei beatmeten Patienten wird die Trachealkanüle für einige Tage (oder länger, z.B. bei neuromuskulären Erkrankungen) an ihrem Platz belassen, nachdem die künstliche Beatmung beendet wurde. Die Berechnung der Beatmungsdauer ist in diesem Fall zu dem Zeitpunkt beendet, an dem die maschinelle Beatmung eingestellt wird.

Das Ende der Entwöhnung kann nur retrospektiv nach Eintreten einer stabilen respiratorischen Situation festgestellt werden. Eine stabile respiratorische Situation liegt vor, wenn ein Patient über einen längeren Zeitraum vollständig und ohne maschinelle Unterstützung spontan atmet.

Dieser Zeitraum wird wie folgt definiert:

Für Patienten, die (inklusive Entwöhnung) bis zu 7 Tage beatmet wurden: 24 Stunden

Für Patienten, die (inklusive Entwöhnung) mehr als 7 Tage beatmet wurden: 36 Stunden

Für die Berechnung der Beatmungsdauer gilt als Ende der Entwöhnung dann das Ende der letzten maschinellen Unterstützung der Atmung.

Beispiel 1:

Ein Patient wird seit dem 05.07. beatmet. Am 10.07. um 12:00 Uhr endet die letzte maschinelle Atemunterstützung mit dem Ziel, die Atemunterstützung einzustellen. Am 11.07. benötigt der Patient wegen respiratorischer Instabilität um 10:00 Uhr wieder maschinelle Atemunterstützung (innerhalb des definierten Zeitraums von 24 Stunden bei Beatmung bis zu 7 Tagen). Bei der Berechnung der Gesamtbeatmungsdauer wird auch das beatmungsfreie Zeitintervall vom 10.07. um 12:00 Uhr bis zum 11.07. um 10:00 Uhr für die Beatmungsperiode berücksichtigt.

Beispiel 2:

Ein Patient wird seit dem 05.07. beatmet. Am 10.07. um 12:00 Uhr endet die letzte maschinelle Atemunterstützung mit dem Ziel, die Atemunterstützung einzustellen. Am 11.07. wird um 12:00 Uhr festgestellt, dass der Patient respiratorisch stabil ist und suffizient spontan atmet (Ende des definierten Zeitraums von 24 Stunden bei Beatmung bis zu 7 Tagen). Die Berechnung der Beatmungsdauer endet am 10.07. um 12:00 Uhr. Wird der Patient zu einem späteren Zeitpunkt (nach 11.07., 12:00 Uhr) wieder beatmungspflichtig, beginnt eine neue Beatmungsperiode.

Zur Entwöhnung vom Respirator zählt auch die maschinelle Unterstützung der Atmung durch intermittierende Phasen assistierter nichtinvasiver Beatmung bzw. Atemunterstützung wie z.B. durch Masken-CPAP/ASB oder durch Masken-CPAP jeweils im Wechsel mit Spontanatmung ohne maschinelle Unterstützung. Sauerstoffinsufflation bzw. –inhalation über Maskensysteme oder O2-Sonden gehören jedoch nicht dazu.

Im speziellen Fall einer Entwöhnung mit intermittierenden Phasen der maschinellen Unterstützung der Atmung durch Masken-CPAP im Wechsel mit Spontanatmung ist eine Anrechnung auf die Beatmungszeit nur möglich, wenn die Spontanatmung des Patienten insgesamt mindestens 6 Stunden pro Kalendertag durch Masken-CPAP unterstützt wurde. Die Berechnung der Beatmungsdauer endet in diesem Fall nach der letzten Masken-CPAP-Phase an dem Kalendertag, an dem der Patient zuletzt insgesamt mindestens 6 Stunden durch Masken-CPAP unterstützt wurde.

Beispiel 3:
Ein Patient wurde seit dem 02.07. beatmet. Im Rahmen der Entwöhnung erfolgte die Atemunterstützung durch Masken-CPAP

- am 10.07. für insgesamt 8 Stunden
- am 11.07. für insgesamt 6 Stunden (letzte Masken-CPAP-Anwendung endete um 22:00 Uhr)
- am 12.07. für insgesamt 4 Stunden.

Die Berechnung der Beatmungsdauer einschließlich Entwöhnung endet damit am 11.07. um 22:00 Uhr.

Für den Sonderfall von heimbeatmeten Patienten, die über ein Tracheostoma beatmet werden, ist analog zur Regelung zu intensivmedizinisch versorgten Patienten, bei denen die maschinelle Beatmung über Maskensysteme erfolgt, vorzugehen. Das bedeutet, dass die Beatmungszeiten zu erfassen sind, wenn es sich im Einzelfall um einen „intensivmedizinisch versorgten Patienten" handelt.

- Entlassung, Tod oder Verlegung eines Patienten, der eine künstliche Beatmung erhält (s. 4.12.5)

Hier wird die Entlassung als Ende der Beatmung kodiert.

Die Methode der Entwöhnung (z.B. CPAP, SIMV, PSV) von der künstlichen Beatmung wird nicht kodiert. Die Kodes aus 8-711 ff. sind ausschließlich für Neugeborene zu verwenden. Die Dauer der Entwöhnung wird bei der Berechnung der Beatmungsdauer eines Patienten hinzugezählt. Es kann mehrere Versuche geben, den Patienten vom Beatmungsgerät zu entwöhnen. Bei intermittierender Beatmung während des Weanings sind auch die beatmungsfreien Stunden zur Beatmungszeit hinzuzurechnen.

4.12.1.4 Nachfolgende Perioden der maschinellen Beatmung

Nachdem die maschinelle Beatmung beendet wurde, kann sich der Zustand des Patienten verschlechtern und eine neuerliche Beatmungsperiode während desselben Krankenhausaufenthaltes erfordern. In diesen Fällen sind die Beatmungszeiten zunächst erneut zu erfassen, bei Entlassung zu addieren und die Summe zur nächsten ganzen Stunde aufgerundet einmal für den gesamten Aufenthalt zu kodieren.

4.12.1.5 Verlegte Patienten

Bei Verlegung eines beatmeten Patienten finden die folgenden Grundregeln Anwendung:

Das verlegende Krankenhaus gibt die zutreffenden Kodes an
- die Beatmungsdauer in Stunden
- für den Zugang bei maschineller Beatmung (8-70 ff.)
- für die Tracheostomie (5-311; 5-312)
- für maschinelle Beatmung bei Neugeborenen (8-711 ff.),

wenn diese Maßnahmen von der verlegenden Einrichtung durchgeführt worden sind. Das aufnehmende Krankenhaus kodiert die Dauer der Beatmung in Stunden, bei Neugeborenen wird zusätzlich ein Kode aus 8-711 ff. zugewiesen. Ein Kode für die Einleitung der Beatmung wird nicht angegeben, da diese Maßnahmen vom verlegenden Krankenhaus durchgeführt wurden.

Wenn ein nicht beatmeter intubierter Patient verlegt wird, kodiert das verlegende Krankenhaus den Zugang bei maschineller Beatmung (8-70 ff.) sowie ggf. die Tracheostomie (5-311.-; 5-312.-). Das aufnehmende Krankenhaus kodiert diese bereits geleisteten Prozeduren nicht noch einmal.

4.12.1.6 "Heimbeatmung"

Entsprechend den Kodierrichtlinien kann auch eine Maskenbeatmung analog zur Beatmung mit Intubation oder Tracheotomie kodiert werden. Es werden hierbei folgende Vorraussetzungen gefordert: Bei intensivmedizinisch versorgten Patienten kann eine maschinelle Beatmung auch über Maskensysteme erfolgen, wenn diese an Stelle der bisher üblichen Intubation oder Tracheotomie eingesetzt werden. Es müssen also die Bedingen Intensivmedizin und Anwendung zur Verhinderung von Intubation/Tracheotomie erfüllt sein. Vom MDK wird zuweilen, angezweifelt, dass eine pneumologische Beatmungs-/Weaning-Station intensivmedizinischen Kriterien gerecht wird. Hier kann dann eine konsequente Namensgebung der Station (z.B. "Beatmungsstation") sowie der Hinweis auf die vorhandene zentrale Patientenüberwachung und die Führung geeigneter "Intensivkurven" hilfreich sein. Bei Aufnahme eines Patienten zur elektiven Beatmungseinleitung sind diese Kriterien im Allgemeinen nicht erfüllt. Es ist dann der Kode

8-716.0 Einstellung einer häuslichen maschinellen Beatmung
        Ersteinstellung

zu verwenden.

Die Aufnahme zur Beatmungskontrolle wird mit 8-716.1 Kontrolle oder Optimierung einer früher eingeleiteten häuslichen Beatmung verschlüsselt.

Beatmungsstunden dürfen bei elektiver Einleitung oder Kontrolle nicht zusätzlich verschlüsselt werden.

4.12.1.7 Intubation ohne maschinelle Beatmung

Eine Intubation kann auch durchgeführt werden, wenn keine künstliche Beatmung erforderlich ist, z.B. wenn es notwendig ist, den Luftweg offen zu halten. Kinder können bei Diagnosen wie Asthma, Krupp oder Epilepsie intubiert werden, und Erwachsene können in Fällen von Verbrennungen oder schwerem Trauma intubiert werden. Eine Intubation ist in diesen Fällen mit einem Kode aus

8-700.- Offenhalten der oberen Atemwege
8-701 Einfache endotracheale Intubation

zu verschlüsseln.

4.12.1.8 Kontinuierlicher positiver Atemwegsdruck (CPAP)

8-711.0 Atemunterstützung mit kontinuierlichem positivem Atemwegsdruck (CPAP)

sind nur bei Neugeborenen und Säuglingen zu kodieren, unabhängig von der Behandlungsdauer (also auch unter 24 Stunden).

Wenn bei <u>Erwachsenen, Kindern und Jugendlichen</u> eine Störung wie Schlafapnoe mit CPAP behandelt wird, sind Kodes aus 8-711.0 und 8-712.0 Atemunterstützung mit kontinuierlichem positivem Atemwegsdruck (CPAP) sowie die Beatmungsdauer <u>nicht</u> zu verschlüsseln. Die Ersteinstellung einer CPAP-Therapie bzw. die Kontrolle oder Optimierung einer früher eingeleiteten CPAP-Therapie werden mit einem Kode aus 8-717 Einstellung einer nasalen oder oronasalen Überdrucktherapie bei schlafbezogenen Atemstörungen verschlüsselt.

Wenn CPAP bzw. Masken-CPAP als Entwöhnungsmethode von der Beatmung verwendet wird, sind Kodes aus 8-711.0 und 8-712.0 nicht zu verwenden; die Beatmungsdauer ist hingegen zu berücksichtigen (s.o.), d.h. zur gesamten Beatmungsdauer dazuzurechnen (siehe: Definition der „maschinellen Beatmung"; „Methode der Entwöhnung"; „Dauer der Entwöhnung", „Ende der Beatmung").

Wenn <u>bei Erwachsenen und Kindern</u> eine Störung wie Schlafapnoe mit CPAP behandelt wird, ist die Anwendung von CPAP wie folgt zu verschlüsseln:

8-717.- Einstellung einer nasalen oder oronasalen Überdrucktherapie bei schlafbezogenen Atemstörungen
Inkl.: CPAP-Therapie, Bi-Level-Therapie, auto-CPAP-Therapie

Hinw.: Eine diagnostische Polysomnographie ist gesondert zu kodieren (1-790)

8-717.0 Ersteinstellung

8-717.1 Kontrolle oder Optimierung einer früher eingeleiteten nasalen oder oro-nasalen Überdrucktherapie

Wenn CPAP als Entwöhnungsmethode von der Beatmung verwendet wird, ist 8-711.0 oder 8-717 ff. nicht zu verwenden; die Beatmungsdauer ist hingegen zu berücksichtigen (s.o.).

4.12.1.9 Extrakorporale Membranoxygenation (ECMO)

Unabhängig von den durchgeführten Prozeduren und Diagnosen ist jede ECMO nach der Dauer zu kodieren:

8-852 Extrakorporale Membranoxygenation (ECMO) und Prä-ECMO-Therapie

8-852.0 Extrakorporale Membranoxygenation (ECMO)

Hinw.: Der Anschluss der ECMO ist im Kode enthalten

.00 Dauer der Behandlung bis unter 48 Stunden
.01 Dauer der Behandlung 48 bis unter 96 Stunden
.02 Dauer der Behandlung 96 Stunden und mehr

8-852.1 Prä-ECMO-Therapie

Hinw.: Als Ersatzverfahren und unter Vorhaltung der ECMO

8-852.2 Extrakorporale Lungenunterstützung, pumpenlos (PE-CLA)

.20 Dauer der Behandlung bis unter 6 Tage
.21 Dauer der Behandlung 6 bis unter 12 Tage
.22 Dauer der Behandlung 12 bis unter 18 Tage
.23 Dauer der Behandlung 18 bis unter 30 Tage
.24 Dauer der Behandlung 30 bis unter 42 Tage
.25 Dauer der Behandlung 42 Tage und mehr

4.12.1.10 Spezialverfahren zur maschinellen
           Beatmung bei schwerem Atemversagen
Hierfür stehen folgende Kodes aus 8-714 zur Verfügung
8-714.0   Inhalative Stickstoffmonoxid-Therapie
.00 Dauer der Behandlung bis unter 48 Stunden
.01 Dauer der Behandlung 48 bis unter 96 Stunden
.02 Dauer der Behandlung 96 Stunden und mehr

8-714.1 Oszillationsbeatmung
8-714.x Sonstige
8-714.y N.n. bez.

4.12.2. Intensivmedizinische Komplexbehandlung

Die intensivmedizinische Komplexbehandlung wurde erstmals
2005 als OPS-Schlüssel implementiert. Diese Dokumentation
dieses Kodes ist sehr umfangreich, und hierzu ist die tägliche
Anwendung der beiden Scoring-Systeme SAPS (Simplified
Acute Physiology Score) und TISS (Therapeutic Intervention
Scoring System) bei jedem Intensivpatienten erforderlich. Bei
einigen DRGs entsteht durch die Kodierung von intensivmedizinischen Aufwandspunkten eine erlösrelevante Eingruppierung der Fälle. Es wurden Zwischenschritte eingeführt, die in
Zukunft eine weitere Feineinteilung als Splitkriterium erlauben.
Die Differenzierung der Aufwandspunkte hat 2009 weiter zugenommen. Bei der Anwendung der Scores und Kodierung
der Aufwandspunkte sind die voraussetzenden Struktur- bzw.
Mindestmerkmale zu beachten:
8-980   Intensivmedizinische Komplexbehandlung (Basispro-
         zedur)
Exkl: Intensivüberwachung ohne akute Behandlung lebens-
wichtiger Organsysteme oder kurzfristige (< 24 Stunden) Intensivbehandlung Kurzfristige (< 24 Stunden) Stabilisierung
von Patienten nach operativen Eingriffen
   Mindestmerkmale:
   •   Kontinuierliche, 24-stündige Überwachung und
       akute Behandlungsbereitschaft durch ein Team von
       Pflegepersonal und Ärzten, die in der Intensivmedi-

zin erfahren sind und die aktuellen Probleme ihrer Patienten kennen

- Behandlungsleitung durch einen Facharzt mit der Zusatzweiterbildung „Intensivmedizin" (Sofern die Zusatzweiterbildung noch nicht vorliegt, ist zur Aufrechterhaltung bereits bestehender Versorgungsangebote übergangsweise bis zum Jahresende 2012 eine vergleichbare mehrjährige Erfahrung in der Intensivmedizin ausreichend)
- Eine ständige ärztliche Anwesenheit auf der Intensivstation muss gewährleistet sein.
- Die Anzahl der Aufwandspunkte errechnet sich aus der Summe des täglichen SAPS II (ohne Glasgow Coma Scale) über die Verweildauer auf der Intensivstation (total SAPS II) plus der Summe von 10 täglich ermittelten aufwendigen Leistungen aus dem TISS-Katalog über die Verweildauer auf der Intensivstation.
- Die zu verwendenden Parameter des SAPS II und des TISS sind in den Hinweisen für die Benutzung des OPS zu finden.
- Spezielle intensivmedizinische Prozeduren, wie Transfusion von Plasma und Plasmabestandteilen, Plasmapherese und Immunadsorption, Maßnahmen im Rahmen der Reanimation u.a. sind gesondert zu kodieren.
- Dieser Kode ist für Patienten ab dem vollendeten 14. Lebensjahr

Es stehen aktuell folgende Prozeduren-Kodes aus für die Verschlüsselung der Aufwandspunkte zur Verfügung:

8-980   Intensivmedizinische Komplexbehandlung (Basisprozedur)

8-980.0   1 bis 184 Aufwandspunkte
8-980.1   185 bis 552 Aufwandspunkte
      .10   185 bis 368 Aufwandspunkte

.11	369 bis 552 Aufwandspunkte
8-980.2	553 bis 1104 Aufwandspunkte
.20	553 bis 828 Aufwandspunkte
.21	829 bis 1104 Aufwandspunkte
8-980.3	1105 bis 1656 Aufwandspunkte
.30	1105 bis 1380 Aufwandspunkte
.31	1381 bis 1656 Aufwandspunkte
8-980.4	1657 bis 2208 Aufwandspunkte
.40	1657 bis 1932 Aufwandspunkte
.41	1933 bis 2208 Aufwandspunkte
8-980.5	2209 bis 2760 Aufwandspunkte
.50	2209 bis 2484 Aufwandspunkte
.51	2485 bis 2760 Aufwandspunkte
8-980.6	2761 bis 3680 Aufwandspunkte
.60	2761 bis 3220 Aufwandspunkte
.61	3221 bis 3680 Aufwandspunkte
8-980.7	3681 bis 4600 Aufwandspunkte
8-980.8	4601 bis 5520 Aufwandspunkte
8-980.9	5521 bis 7360 Aufwandspunkte
8-980.a	7361 bis 9200 Aufwandspunkte
8-980.b	9201 bis 11040 Aufwandspunkte
8-980.c	11041 bis 13800 Aufwandspunkte
8-980.d	13801 bis 16560 Aufwandspunkte
8-980.e	16561 bis 19320 Aufwandspunkte
8-980.f	19321 und mehr Aufwandspunkte

Die o.g. Kodes sind nur ab dem 14. Lebensjahr zu verwenden. Für Kinder stehen gesonderte Verschlüsselungsmöglichkeiten zur Verfügung:

8-98c   Intensivmedizinische Komplexbehandlung im Kindesalter (Basisprozedur)

Hinw.: Dieser Kode gilt für Patienten, die bei stationärer Aufnahme älter als 28 Tage und schwerer als 2500 Gramm sind, bis unterhalb des vollendeten 14. Lebensjahres.

Mindestmerkmale:

- Behandlung auf einer auf die Behandlung von intensivpflichtigen Kindern spezialisierten Einheit unter fachärztlicher Behandlungsleitung (Facharzt für Kinder und Jugendmedizin mit der Zusatzweiterbildung „Pädiatrische Intensivmedizin"). Die Stellvertretung muss auch die Zusatzweiterbildung „Pädiatrische Intensivmedizin" besitzen. (Sofern die Zusatzweiterbildung für die Stellvertretung noch nicht vorliegt, ist zur Aufrechterhaltung bereits bestehender Versorgungsangebote übergangsweise bis zum Jahresende 2009 eine vergleichbare mehrjährige Erfahrung in der pädiatrischen Intensivmedizin ausreichend.)

- Kontinuierliche, 24-stündige Überwachung (Monitoring von mindestens folgenden Parametern: Herzfrequenz, EKG,Blutdruck, Sauerstoffsättigung, Temperatur, Urinausscheidung) und akute Behandlungsbereitschaft durch ein Team von Pflegepersonal und Ärzten, die in der pädiatrischen Intensivmedizin erfahren sind und die aktuellen Probleme ihrer Patienten kennen
- Eine ständige ärztliche Anwesenheit auf der Intensivstation muss gewährleistet sein
- Folgende Dienstleistungen/Konsiliardienste stehen zur Verfügung (eigene Abteilung oder fester Kooperationspartner mit kurzfristiger (max. 30-minütiger) Einsatzbereitschaft): Kinderchirurgie, Kinderkardiologie, Kinderradiologie mit Computertomographie, Neuropädiatrie, Labor und Mikrobiologie
- 24-Stunden-Verfügbarkeit von röntgenologischer und sonographischer Diagnostik und bettseitiger Routinelabordiagnostik (z.B. Blutgasanalysen, Bestimmung von Elektrolyten, Laktat)
- Spezielle intensivmedizinische Prozeduren, wie Transfusion von Plasma und Plasmabestandteilen, Plasmapherese und Immunadsorption, Maßnahmen im Rahmen der Reanimation u.a. sind gesondert zu kodieren

8-98c.0 Bis 24 Stunden
8-98c.1 Mehr als 24 bis höchstens 72 Stunden
8-98c.2 Mehr als 72 bis höchstens 120 Stunden
8-98c.3 Mehr als 120 bis höchstens 240 Stunden

8-98c.4 Mehr als 240 bis höchstens 480 Stunden
8-98c.5 Mehr als 480 bis höchstens 720 Stunden
8-98c.6 Mehr als 720 Stunden

4.12.3 Komplexbehandlung bei Besiedlung oder Infektion mit multiresistenten Erregern

Auch bei der Betreuung von Patienten mit multiresistenten Erregern kann neben der korrekten ICD-Kodierung des Keimes der OPS-Kode für die Komplexbehandlung bei bestätigter Infektion mit multiresistenten Keimen von Interesse sein. Eine durchgeführte Isolierung bei vermuter Infektion jedoch schlussendlich negativem mikrobiologischen Befund kann nicht kodiert werden. Hierbei gilt ebenfalls die Beachtung der entsprechenden Mindestmerkmale zur Anwendung dieses Kodes.
Mindestmerkmale:

- Behandlung durch speziell eingewiesenes medizinisches Personal, in Zusammenarbeit mit dem Krankenhaushygieniker und/oder der/dem Krankenschwester/-pfleger für Krankenhaushygiene (Hygienefachkraft) unter Aufsicht des Krankenhaushygienikers unter Berücksichtigung aktueller Behandlungs- und Pflegestandards
- Durchführung von speziellen Untersuchungen zur Feststellung der Trägerschaft von multiresistenten Erregern (ICD-10-GM-Kodes U80 - U82) bzw. der erfolgreichen Sanierung der Kolonisierung bzw. Infektion sowie zur Prävention einer Weiterverbreitung
- Durchführung von strikter Isolierung (Einzel- oder Kohortenisolierung) mit eigenem Sanitärbereich oder Bettstuhl bei entsprechender hygienischer Indikation (Vermeidung von Kreuzinfektionen). Die Isolierung wird aufrechterhalten, bis in drei negativen Abstrichen/Proben von Prädilektionsstellen der MRE nicht mehr nachweisbar ist. Die Abstriche/Proben dürfen nicht am gleichen Tag entnommen sein. Die

jeweils aktuellen Richtlinien des Robert-Koch-Instituts sind zu berücksichtigen

Es muss ein dokumentierter durchschnittlicher Mehraufwand von mindestens 2 Stunden täglich während der Behandlungstage mit strikter Isolierung entstehen. Dazu gehören neben den oben beschriebenen Maßnahmen z.B.:

- Einsatz von erregerspezifischen Chemotherapeutika/Antibiotika
- Mindestens tägliche lokale antiseptische Behandlung der betroffenen Areale (z.B. Rachen- oder Wundsanierung; antiseptische Sanierung anderer betroffener Körperteile/Organe)
- Antiseptische Ganzkörperwäsche, bei intakter Haut mindestens täglich
- Täglicher Wechsel von Bettwäsche, Bekleidung und Utensilien der Körperpflege (Waschlappen u.ä.)
- Schutzmaßnahmen bei Betreten und Verlassen des Zimmers (zimmerbezogener Schutzkittel, Handschuhe, ggf. Mund-Nasen-Schutz, einschleusen, ausschleusen etc.)
- Ggf. mehrmals tägliche Desinfektion patientennaher Flächen
- Mindestens tägliche Fußbodendesinfektion und Schlussdesinfektion
- Patienten- und Angehörigengespräche zum Umgang mit MRE
- Durchführung der diagnostischen und therapeutischen Maßnahmen unter besonderen räumlich-organisatorischen Bedingungen (z.B. im Patientenzimmer anstelle im Funktionsbereich; wenn in Funktionsbereichen, dann mit unmittelbar anschließender Schlussdesinfektion)

Nachfolgende Prozeduren-Kodes aus 8-987- stehen zur Verfügung:

8-987.0 Komplexbehandlung auf spezieller Isoliereinheit
.00   bis zu 6 Behandlungstage
.01   Mindestens 7 höchstens 13 Behandlungstage

.02   Mindestens 14 höchstens 20 Behandlungstage
.03   Mindestens 21 Behandlungstage

8-987.1 Komplexbehandlung nicht auf spezieller Isoliereinheit
.10   bis zu 6 Behandlungstage
.11   Mindestens 7 höchstens 13 Behandlungstage
.12   Mindestens 14 höchstens 20 Behandlungstage
.13   Mindestens 21 Behandlungstage

4.12.4 Lagerungsbehandlung

Es wird ab der 5. Stelle die Art der Lagerungsbehandlung unterschieden. Als Hinweis wurde ergänzt, dass nur eine Behandlung zu kodieren ist, die mit einem deutlich erhöhten personellen, zeitlichen oder materiellen Aufwand verbunden sind. Eine entsprechende Dokumentation ist daher sinnvoll. Es sind folgende Kodes aus 8-390 vorhanden:

8-390   Lagerungsbehandlung
Neu wurde das Exklusivum „Lagerung auf einer Antidecubitusmatratze" eingefügt.
8-390.0 Lagerung im Spezialbett
8-390.1 Therapeutisch-funktionelle Lagerung auf neurophysiologischer Grundlage
8-390.2 Lagerung im Schlingentisch
8-390.3 Lagerung bei Schienen
8-390.4 Lagerung bei Extension
8-390.5 Lagerung im Weichlagerungsbett mit programmierbarer automatischer Lagerungshilfe
8-390.6 Lagerung im Spezialweichlagerungsbett für Schwerstbrandverletzte
8-390.x Sonstige
8-390.y N.n. bez.

4.13 Respiratorische Insuffizienz

Die respiratorische Insuffizienz ohne Angabe der Ätiologie ist mit einem Kode aus der Kategorie J96.- zu bezeichnen.

J96.-   Respiratorische Insuffizienz, anderenorts nicht klassifiziert
         Exkl.: Atemnotsyndrom:
         · des Erwachsenen (J80)
         · des Neugeborenen (P22.0)
         Atemstillstand (R09.2)
         Kardiorespiratorische Insuffizienz (R09.2)
         Respiratorische Insuffizienz nach medizinischen Maßnahmen (J95.-)

J96.0   Akute respiratorische Insuffizienz, anderenorts nicht klassifiziert

J96.1   Chronische respiratorische Insuffizienz, anderenorts nicht klassifiziert

Der Kode J96.9 Respiratorische Insuffizienz, nicht näher bezeichnet sollte nach Möglichkeit gar nicht verwendet werden.

Für postoperative Zustände ist ein Kode aus der Kategorie J95.- vorgesehen:

J95.-   Krankheiten der Atemwege nach medizinischen Maßnahmen, anderenorts nicht klassifiziert
         Exkl.: Emphysem (subkutan) als Folge einer medizinischen Maßnahme (T81.8)
         Lungenbeteiligung bei Strahleneinwirkung (J70.0 / J70.1)

J95.1   Akute pulmonale Insuffizienz nach Thoraxoperation

J95.2   Akute pulmonale Insuffizienz nach nicht am Thorax vorgenommener Operation

J95.3   Chronische pulmonale Insuffizienz nach Operation

4.14 Schlafapnoe

Bei der Schlafapnoe ist nach den einzelnen Entitäten zu unterscheiden und der spezifische Kode zuzuweisen. Zunächst muss zwischen organischen und nicht-organischen Schlafstörungen unterschieden werden. Meist liegt eine Zuordnung zur Kategorie G47.- vor. In manchen Fällen wird jedoch auch einmal das Pickwick-Syndrom (E66.2) zu kodieren sein. Die CPAP-Behandlung wird nicht als Beatmung kodiert, insbesondere werden keine Stundenzahlen erfasst (DKR 1001h). Es wird jedoch ein Prozedurenkode aus 8-717 ff. Einstellung einer nasalen oder oronasalen Überdrucktherapie bei schlafbezogenen Atemstörungen verwendet. Seit der ICD-10-GM Version 2007 wurde die Schlafapnoe (G47.3-) auf 5-stellige Kodes erweitert, wobei die zentrale Apnoe hier mit eingeordnet wurde. Seit 2010 werden Kurzliegerfälle (bis 2 Belegungstage) bei Angabe der Prozedur „Polysomnographie" (OPS 1-790) unabhängig von der Hauptdiagnose der DRG E63Z zugeordnet. Bei Langliegern bleibt es weiter bei der unterschiedlichen DRG-Eingruppierung nach der Hauptdiagnose.

4.14.1 Adipositas

Der Umfang der Adipositas ist nun in an 5.Stelle mit dem Body-Mass-Index zu differnzieren
Die folgenden fünften Stellen sind bei den Subkategorien E66.0f.-E66.9f. zu benutzen:
Die fünften Stellen 0, 1, 2 und 9 sind für Patienten von 18 Jahren und älter anzugeben.
Für Patienten von 0 bis unter 18 Jahren ist die 5. Stelle 9 anzugeben.

.0	Body-Mass-Index [BMI] von 30 bis unter 35
.1	Body-Mass-Index [BMI] von 35 bis unter 40
.2	Body-Mass-Index [BMI] von 40 und mehr
.9	Body-Mass-Index [BMI] nicht näher bezeichnet

Da je nach Wahl der Hauptdiagnose bei Schlafstörungen mit mehr als 2 Belegungstagen unterschiedliche DRGs mit deutlich differenten Relativgewichten resultieren, ist hier mit besonderer Sorgfalt vorzugehen, auch im Hinblick auf Prüfungen. Daher erfolgt an dieser Stelle die ausführliche Wiedergabe des

Klartextes auch psychiatrischer Diagnosen. Folgende Diagnosen stehen zur Verfügung:

E66.2- Übermäßige Adipositas mit alveolärer Hypoventilation
Pickwick-Syndrom

F51.- Nichtorganische Schlafstörungen
In vielen Fällen ist eine Schlafstörung Symptom einer anderen psychischen oder körperlichen Krankheit. Ob eine Schlafstörung bei einem bestimmten Patienten ein eigenständiges Krankheitsbild oder einfach Merkmal einer anderen Krankheit (klassifiziert anderenorts in Kapitel V oder in anderen Kapiteln) ist, sollte auf der Basis des klinischen Erscheinungsbildes, des Verlaufs sowie aufgrund therapeutischer Erwägungen und Prioritäten zum Zeitpunkt der Konsultation entschieden werden. Wenn die Schlafstörung eine der Hauptbeschwerden darstellt und als eigenständiges Zustandsbild aufgefasst wird, dann soll diese Kodierung gemeinsam mit dazugehörenden Diagnosen verwendet werden, welche die Psychopathologie und Pathophysiologie des gegebenen Falles beschreiben. Diese Kategorie umfasst nur Schlafstörungen, bei denen emotionale Ursachen als primärer Faktor aufgefasst werden, und die nicht durch anderenorts klassifizierte körperliche Störungen verursacht werden.
Exkl.: Schlafstörungen (organisch) (G47.-)

F51.0 Nichtorganische Insomnie
Insomnie ist ein Zustandsbild mit einer ungenügenden Dauer und Qualität des Schlafes, das über einen beträchtlichen Zeitraum besteht und Einschlafstörungen, Durchschlafstörungen und frühmorgendliches Erwachen einschließt. Insomnie ist ein häufiges Symptom vieler psychischer und somatischer Störungen und soll daher nur zusätzlich klassifiziert werden, wenn sie das klinische Bild beherrscht.
Exkl.: Insomnie (organisch) (G47.0)

F51.1 Nichtorganische Hypersomnie
Hypersomnie ist definiert entweder als Zustand exzessiver Schläfrigkeit während des Tages und Schlafattacken (die nicht durch eine inadäquate Schlafdauer erklärbar sind) oder durch verlängerte Übergangszeiten bis zum Wachzustand nach dem Aufwachen. Bei Fehlen einer organischen Ursache für die Hypersomnie ist dieses Zustandsbild gewöhnlich mit anderen psychischen Störungen verbunden.
Exkl.: Hypersomnie (organisch) (G47.1)
Narkolepsie (G47.4)

F51.2 Nichtorganische Störung des Schlaf-Wach-Rhythmus
Eine Störung des Schlaf-Wach-Rhythmus ist definiert als Mangel an Synchronizität zwischen dem individuellen Schlaf-Wach-Rhythmus und dem erwünschten Schlaf-Wach-Rhythmus der Umgebung. Dies führt zu Klagen über Schlaflosigkeit und Hypersomnie.
Psychogene Umkehr:
· Schlafrhythmus
· Tag-Nacht-Rhythmus
· 24-Stunden-Rhythmus
Exkl.: Störungen des Schlaf-Wach-Rhythmus (organisch) (G47.2)

F51.3 Schlafwandeln [Somnambulismus]
Schlafwandeln oder Somnambulismus ist ein Zustand veränderter Bewußtseinslage, in dem Phänomene von Schlaf und Wachsein kombiniert sind. Während einer schlafwandlerischen Episode verlässt die betreffende Person das Bett, häufig während des ersten Drittels des Nachtschlafes, geht umher, zeigt ein herabgesetztes Bewusstsein, verminderte Reaktivität und Geschicklichkeit. Nach dem Erwachen besteht meist keine Erinnerung an das Schlafwandeln mehr.

F51.4 Pavor nocturnus
Nächtliche Episoden äußerster Furcht und Panik mit heftigem Schreien, Bewegungen und starker autonomer Erregung. Die betroffene Person setzt sich oder steht mit einem Panikschrei auf, gewöhnlich während

des ersten Drittels des Nachtschlafes. Häufig stürzt sie zur Tür wie um zu entfliehen, meist aber ohne den Raum zu verlassen. Nach dem Erwachen fehlt die Erinnerung an das Geschehen oder ist auf ein oder zwei bruchstückhafte bildhafte Vorstellungen begrenzt.

F51.5 Alpträume [Angstträume]
Traumerleben voller Angst oder Furcht, mit sehr detaillierter Erinnerung an den Trauminhalt. Dieses Traumerleben ist sehr lebhaft, Themen sind die Bedrohung des Lebens, der Sicherheit oder der Selbstachtung. Oft besteht eine Wiederholung gleicher oder ähnlicher erschreckender Alptraumthemen. Während einer typischen Episode besteht eine autonome Stimulation, aber kein wahrnehmbares Schreien oder Körperbewegungen. Nach dem Aufwachen wird der Patient rasch lebhaft und orientiert.
Angsttraumstörung

F51.8 Sonstige nichtorganische Schlafstörungen

F51.9 Nichtorganische Schlafstörung, nicht näher bezeichnet
Emotional bedingte Schlafstörung o.n.A.

G25.8- Sonstige näher bezeichnete extrapyramidale Krankheiten und Bewegungsstörungen

G25.80 Periodische Beinbewegungen im Schlaf
Periodic Limb Movements in Sleep [PLMS]

G25.81 Syndrom der unruhigen Beine [Restless-Legs-Syndrom]

G25.88 Sonstige näher bezeichnete extrapyramidale Krankheiten und Bewegungsstörungen
Stiff-man-Syndrom [Muskelstarre-Syndrom]

G47.- Schlafstörungen
Exkl.: Alpträume (F51.5)
Nichtorganische Schlafstörungen (F51.-)
Pavor nocturnus (F51.4)
Schlafwandeln (F51.3)

G47.0 Ein- und Durchschlafstörungen
Hyposomnie
Insomnie

G47.1	Krankhaft gesteigertes Schlafbedürfnis
	Hypersomnie
G47.2	Störungen des Schlaf-Wach-Rhythmus
	Syndrom der verzögerten Schlafphasen
	Unregelmäßiger Schlaf-Wach-Rhythmus
G47.3-	Schlafapnoe
	Schlafapnoe:
	· obstruktiv
	· zentral
	Exkl.: Pickwick-Syndrom (E66.2)
	Schlafapnoe beim Neugeborenen (P28.3)

G47.30	Zentrales Schlafapnoe-Syndrom
G47.31	Obstruktives Schlafapnoe-Syndrom
G47.32	Schlafbezogenes Hypoventilations-Syndrom
	Kongenitales zentral-alveoläres Hypoventilations-Syndrom
	Schlafbezogene idiopathische nichtobstruktive alveoläre Hypoventilation
G47.38	Sonstige Schlafapnoe
G47.39	Schlafapnoe, nicht näher bezeichnet
G47.4	Narkolepsie und Kataplexie
G47.8	Sonstige Schlafstörungen
	Kleine-Levin-Syndrom
G47.9	Schlafstörung, nicht näher bezeichnet

5. Häufig vorkommende Nebendiagnosen bei pneumologischen Patienten

5.1 Schmerzen

Schmerzen sind in der Regel eine Begleiterscheinung unterschiedlicher Grunderkrankungen und werden nicht verschlüsselt, sondern die Grundkrankheit. Es gibt aber eine Ausnahmeregelung nach der DKR D003d: "Stellt ein Symptom ein eigenständiges, wichtiges Problem für die medizinische Betreuung dar, so wird es als Nebendiagnose kodiert." Wird der Patient direkt zu Schmerzbehandlung aufgenommen, wird der Kode für die Lokalisation des Schmerzes sogar als Hauptdiagnose angegeben.

R52.0 akuter Schmerz sollte nur zur Kodierung verwendet werden, wenn Lokalisation und Ursache des Schmerzes nicht bekannt sind (DKR 1806g). Ist die Lokalisation des Schmerzes bekannt, muss der lokalisationsbezogene Kode benutzt werden. Tritt der Schmerz postoperativ auf, wird er nicht extra kodiert. R52.1 chronisch unbeeinflussbarer Schmerz und R52.2 sonstiger chronischer Schmerz dürfen nur als Hauptdiagnose kodiert werden, wenn die Lokalisation nicht näher bestimmbar ist.

Beispiel:
Ein Patient wird zur Behandlung chronischer, therapieresistenter Schmerzen in der Kreuzgegend aufgrund eines Knochentumors aufgenommen. Dem Patienten wird ein Rückenmarkstimulator (Einzelelektrodensystem) mit einem permanenten Einzelelektrodensystem zur epiduralen Dauerstimulation implantiert. Es wird ausschließlich der Kreuzschmerz behandelt.

Hauptdiagnose:
M54.5 Kreuzschmerz

Nebendiagnose:

C41.4 Bösartige Neubildung des Beckenknochens

Prozedur(en):

5-039.e0 Implantation oder Wechsel eines Neurostimula-
tors zur epiduralen Rückenmarkstimulation mit Implantation oder Wechsel einer Neurostimulations-
elektrode, Einkanalsystem, vollimplantierbar, nicht
wiederaufladbar

5-039.34 Implantation oder Wechsel eines permanenten
Einzelelektrodensystems zur epiduralen Dauerstimulation, perkutan

Wenn die entsprechenden Voraussetzungen vorliegen, so
können die Prozeduren 8-918 Multimodale Schmerztherapie,
8-919 Komplexe Akutschmerzbehandlung sowie 8-91b Multimodale schmerztherapeutische Kurzzeitbehandlung Anwendung finden.

5.2 Komplikationen bei medizinischer Behandlung

Komplikationen können nur Hauptdiagnose sein, wenn aufgrund ihres Auftretens eine erneute Aufnahme erfolgt (siehe
Definition der Hauptdiagnose).

Die Gruppe T80-T88 Komplikationen bei chirurgischen Eingriffen und medizinischer Behandlung, anderenorts nicht klassifiziert soll nur verwendet werden, wenn es keinen spezifischeren
Kodes aus anderen Kapiteln gibt (DKR D002d). Beispiele für
solche relativ unspezifischen T-Kodes sind

T81.0 Blutung und Hämatom nach einem Eingriff, anderenorts nicht klassifiziert

T81.1 Schock während oder als Folge eines Eingriffes

T81.2 Versehentliche Stich- oder Risswunde während eines
Eingriffs

T81.3 Dehiszenz oder Ruptur einer Operationswunde

T88.6 Anaphylaktischer Schock

Es ist darauf zu achten, dass für die Kodierung einer Komplikation als Nebendiagnose ein Ressourcenaufwand entstanden sein muss. Beispielsweise sollten bei einer Wundinfektion (T81.4 Infektion nach einem Eingriff) deutliche Zeichen der (purulenten) Entzündung einer chirurgischen Wunde vorhanden sein. Eine Reaktion rund um das Nahtmaterial ist von der Definition ausgeschlossen und sollte nicht kodiert werden.

In der Gruppe T80-T88 stehen oft Hinweise zu spezifischeren Kodes. Beispiele für solche weitere Diagnosen oder Kategorien für Komplikationen nach chirurgischer oder medizinischer Behandlung sind:

I97.0	Postkardiotomie-Syndrom
I97.1	Sonstige Funktionsstörungen nach kardiochirurgischem Eingriff, Schrittmachersyndrom
J90	Pleuraerguss
J95.80	Iatrogener Pneumothorax
K56.0	paralytischer Ileus
J80	Schocklunge [ARDS]
N99.0	Nierenversagen nach medizinischen Maßnahmen
E89.-	Endokrine u. Stoffwechselstörungen nach medizinischen Maßnahmen
G97.-	Krankheiten des Nervensystems nach medizinischen Maßnahmen
J95.-	Krankheiten der Atemwege nach medizinischen Maßnahmen
K91.-	Krankheiten des Verdauungssystem nach medizinischen Maßnahmen

Bei einer postoperativen Pneumonie ist der Zusatzkode U69.00!, Anderenorts klassifizierte, im Krankenhaus erworbene Pneumonie bei Patienten von 18 Jahren und älter zu verwenden. Einige Komplikationen sind durch den Kode nicht eindeutig als Komplikationen zu identifizieren. Hier ist optional zu kodieren: Y57.9! Komplikationen durch Arzneimittel oder Drogen bei korrekter Verabreichung derselben, Y82.8! Zwischenfälle durch medizinische Geräte und Produkte während diagnostischer oder therapeutischer Behandlung oder Y84.9! Zwischenfälle durch medizinische Maßnahmen, nicht näher bezeichnet ohne Angabe eines Zwischenfalls während der Maßnahme selbst.

Beispiel:
Ein Patient entwickelt eine Gastritis aufgrund von ordnungsgemäß eingenommener Acetylsalicylsäure. Eine andere Ursache der Gastritis wurde nicht gefunden.

Hauptdiagnose:
K29.7   Gastritis, nicht näher bezeichnet

Nebendiagnose:
Y57.9!   Komplikationen durch Arzneimittel oder Drogen

Unerwünschte Nebenwirkungen bei irrtümlicher Verabreichung oder Einnahme falscher Substanzen sowie Überdosierung dieser Substanzen werden mit Kodes aus der Gruppe T36.- bis T50.- Vergiftungen durch Arzneimittel, Drogen und biologisch aktive Substanzen verschlüsselt. Für die zusätzliche Kennzeichnung eines Krankheitsumstandes als Behandlungsfehler steht der optionale Kode Y69! Zwischenfälle bei chirurgischem Eingriff und medizinischer Behandlung zur Verfügung.
In speziellen Situationen werden folgende Kodes angewandt:

Komplikationen nach Infusionen, Transfusionen oder Injektionen
T80.0   Luftembolie nach Infusion, Transfusion oder Injektion
T80.1   Gefäßkomplikation nach Infusion, Transfusion oder Injektion
T80.2   Infektion nach Infusion, Transfusion oder Injektion
T80.3   ABO-Unverträglichkeitsreaktion
T80.4   Rh-Unverträglichkeitsreaktion
T80.5   Anaphylaktischer Schock durch Serum
T80.6   Sonstige Serumreaktionen
T80.8   Sonstige Komplikation nach Infusion, Transfusion oder Injektion.
Katheterinfektionen

T82.7　Infektion und entzündliche Veränderung durch sonstige Geräte, Implantate oder Transplantate im Herzen und in den Gefäßen

(Die Erreger sind zusätzlich anzugeben, z.B. B95.7! Sonstige Staphylokokken als Ursache von Krankheiten, die in anderen Kapiteln klassifiziert sind.)

Katheterthrombosen

T82.8　Sonstige Komplikationen durch Prothesen, Implantate oder Transplantate im Herzen und in den Gefäßen

Nebenwirkungen bei Chemo-/Strahlentherapie

Hier ist sowohl an hämatologische und sonstige Nebenwirkungen (z.B. Strahlenpneumonitis: J70.1) zu

denken. In der Vereinbarung zur Fallpauschalenverordnung 2008 findet sich hierzu eine wichtige Klarstellung:

Eine Zusammenfassung und Neueinstufung wird nicht vorgenommen bei unvermeidbaren Nebenwirkungen von Chemotherapien und Strahlentherapien im Rahmen onkologischer Behandlungen. Dies bedeutet, dass bei Wiederaufnahme nach Chemotherapie, z.B. in der Leukopenie, keine Fallzusammenführung erfolgt. Erfolgt jedoch ausschließlich die Behandlung der einer isolierten Komplikation, so ist diese als Hauptdiagnose zu wählen. Das Malignom wird als Nebendiagnose verschlüsselt.

5.3　Stoffwechselerkrankungen

5.3.1 Diabetes mellitus

Es gibt verschiedene Typen des Diabetes mellitus, die in der ICD-10-GM wie folgt klassifiziert sind:

E10.–　Primär insulinabhängiger Diabetes mellitus (Typ-1-Diabetes)

E11.–　Nicht primär insulinabhängiger Diabetes mellitus (Typ-2-Diabetes)

E12.–　Diabetes mellitus in Verbindung mit Fehl- oder Mangelernährung (Malnutrition)

E13.– Sonstiger näher bezeichneter Diabetes mellitus

E14.– Nicht näher bezeichneter Diabetes mellitus

O24.0 bis O24.3 Diabetes mellitus in der Schwangerschaft, vorher bestehend

O24.4 Gestationsdiabetes

P70.0 Syndrom des Kindes einer Mutter mit gestationsbedingtem Diabetes mellitus

P70.1 Syndrom des Kindes einer diabetischen Mutter

P70.2 Diabetes mellitus beim Neugeborenen

R73.0 Abnormer Glukosetoleranztest

Anmerkung: Die Behandlung mit Insulin bestimmt nicht den Diabetes-Typ und ist kein Nachweis einer Insulinabhängigkeit. Die Kategorien E10–E14
verschlüsseln an 4. Stelle mögliche Komplikationen (z.B. Koma, Nierenkomplikationen).

An 5. Stelle steht

0 für nicht als entgleist bezeichneten Diabetes mellitus,

1 für als entgleist bezeichneten Diabetes mellitus,

2 für Diabetes mellitus mit sonstigen multiplen Komplikationen, nicht als entgleist bezeichnet,

3 für Diabetes mellitus mit sonstigen multiplen Komplikationen, als entgleist bezeichnet,

4 für Diabetes mellitus mit diabetischem Fußsyndrom, nicht als entgleist bezeichnet oder

5 für Diabetes mellitus mit diabetischem Fußsyndrom, als entgleist bezeichnet.

Die fünften Stellen 0 und 1 sind mit den vierten Stellen „.2-.6" zu benutzen.
Die fünften Stellen 2-5 gelten ausschließlich für die vierte Stelle „.7". Dabei ist zu beachten, dass nicht alle
Kombinationen der jeweiligen 4-stelligen Kodes mit den 5. Stellen medizinisch sinnvoll sind.

Generell sollte die spezifische Komplikation durch die zutreffende Auswahl der vierten Stelle mitverschlüsselt werden. Liegen mehrere Komplikationen (z.B. Angiopathie und Neuropathie) vor, so sollte der Diabetes mit .7 angegeben werden. Bei Komplikationen des Diabetes, für deren Beschreibung keine spezielle vierte Stelle zur Verfügung steht (z.B. die diabetische Arthropathie), sind diese mit dem .6 und nicht dem .8 Schlüssel anzugeben.

Ein Stern-Kode für eine Manifestation ist nur dann zusätzlich anzugeben, sofern sie die Definition der Nebendiagnose erfüllt (DKR 0401h).

Beispiele für Stern-Kodes bei Komplikationen des Diabetes sind:

- Nierenkomplikationen (.2)
  N08.3*   Glomeruläre Krankheiten bei Diabetes mellitus
  (Diabetische Nephropathie, intrakapilläre Glomerulonephrose, Kimmelstiel-Wilson-Syndrom)
- Augenkomplikationen (.3)
  H28.0*   Diabetische Katarakt
  H36.0*   Retinopathia diabetica
- Neurologische Komplikationen (.4)
  G59.0*   Diabetische Mononeuropathie
  G63.2*   Diabetische Polyneuropathie
  G73.0*   Diabetische Amyotrophie
  G99.0*   Diabetische autonome Neuropathie
- Periphere vaskuläre Komplikationen (.5)
  I79.2*   Periphere diabetische Angiopathie
- Sonstige näher bezeichnete Komplikationen (.6)
  M14.6*   Neuropathische Arthropathie bei Diabetes mellitus

Die Angabe der fünften Stelle ist unerlässlich, um einen gültigen Kode zu erreichen:

.0   Nicht als entgleist bezeichnet
.1   Als entgleist bezeichnet

Dabei ist nicht der Blutzuckerspiegel oder der HbA1c-Wert bei Aufnahme, sondern retrospektiv die "Stoffwechsellage" des gesamten Behandlungsverlaufs in Betracht zu ziehen (DKR 0401h). Letztendlich bleibt es - bis zu einer endgültigen (sozialgerichtlichen) Definition - dem behandelnden Arzt vorbehalten, ob der individuelle, subjektive Grenzwert eingehalten wurde. Als eine Möglichkeit für einen solchen Grenzwert bietet sich an, den Diabetes im Falle einer zusätzlich erforderlichen Alt-Insulin-Gabe bei Hyperglykämie oder Glucosegabe bei Hypoglykämie als entgleist einzustufen. Die Frage der Entgleisung kann gruppierungsrelevant werden, da im Gegensatz zu allen anderen Verschlüsselungen des Diabetes mellitus derzeit die Kodes E11.90 Nicht primär insulinabhängiger Diabetes mellitus [Typ-II-Diabetes] ohne Komplikationen: Nicht als entgleist bezeichnet sowie E14.90 Nicht näher bezeichneter Diabetes mellitus ohne Komplikationen: Nicht als entgleist bezeichnet, nicht Schweregrad steigernd wirken. Die Folgen einer Überdosierung durch Antidiabetika soll durch -.6 an der vierten Stelle angegeben werden (DKR 1916e), als Nebendiagnose sind dann T38.3 Vergiftung durch Insulin und orale Blutzucker senkende Arzneimittel [Antidiabetika] anzugeben.

5.3.2   Elektrolytstörungen und Exsikkose

Nicht die Feststellung des pathologischen Laborwertes, sondern erst die Behandlungskonsequenz rechtfertigt in aller Regel die Angabe als Nebendiagnose.
- Natrium
    E87.0   Hyperosmolalität und Hypernatriämie
    E87.1   Hypoosmolalität und Hyponatriämie
Das Syndrom der inadäquaten Sekretion von Adiuretin (SIADH) wird mit E22.2 kodiert, steht allerdings in der Kategorie E22.- Überfunktion der Hypophyse. Insofern sollte die durchaus nicht seltene paraneoplastische Hyponatriämie beim Lungenkarzinom besser mit der Kodekombination C34.1† Lungenkarzinom, Oberlappen und E90* Ernährungs- und Stoffwechselstörungen bei anderenorts klassifizierten Erkrankungen und E87.1 Hypoosmolalität und Hyponatriämie zu verschlüsseln.
- Kalium
    E87.5   Hyperkaliämie
    E87.6   Hypokaliämie

Wenn eine Hypokaliämie medikamentös korrigiert wurde, so ist sie gemäß der DKR D003d auch als Nebendiagnose zu kodieren.

- Kalzium, Magnesium
  Beim Kalziumstoffwechsel wird nicht zwischen Hyper- und Hypokalziämie unterschieden. Das gleiche gilt für Magnesium:
  E83.5   Störungen des Kalziumstoffwechsels
  E83.4   Störungen des Magnesiumstoffwechsels
- Exsikkose
  Der Volumenmangel wird, sofern er nicht postoperativ mit T81.1 (Schock) anzugeben ist, mit dem Kode E86 verschlüsselt.

5.4   Herz-Kreislaufsystem

5.4.1   Arterielle Hypertonie

Die Verschlüsselung der Hypertonie (Gruppe I10 bis I15) ist fünfstellig vorzunehmen. An der fünften Stelle ist anzugeben:
.0   Ohne Angabe einer hypertensiven Krise
.1   Mit Angabe einer hypertensiven Krise

5.4.1.1 Essentielle Hypertonie
Bei der essentiellen Hypertonie ist zwischen I10.0- Benigne essentielle Hypertonie und I10.1- Maligne essentielle Hypertonie zu unterscheiden.

5.4.1.2 Hypertensive Herzkrankheit
Für die hypertensive Herzkrankheit werden die Kodes
I11.0- Hypertensive Herzkrankheit mit Herzinsuffizienz
I11.9- Hypertensive Herzkrankheit ohne Herzinsuffizienz
benutzt, wenn ein kausaler Zusammenhang zwischen der arteriellen Hypertonie und einer der folgenden Erkrankungen besteht (DKR 0904d):

I50.-	Herzinsuffizienz
I51.5	Myokarddegeneration
I51.6	Herz-Kreislauf-Krankheit, nicht näher bezeichnet
I51.7	Kardiomegalie
I51.8	Sonstige ungenau bezeichnete Herzkrankheiten
I51.9	Herzkrankheit, nicht näher bezeichnet

Besteht ein kausaler Zusammenhang, so wird zunächst eine dieser Schlüsselnummern angegeben, gefolgt von I11.-. Liegt eine der genannten Herzerkrankungen zusammen mit einer Hypertonie vor, ohne dass eine kausale Beziehung besteht, werden die entsprechenden Erkrankungen einzeln kodiert. Die Hauptdiagnose muss entsprechend der Definition für die Hauptdiagnose festgelegt werden.

5.4.1.3   Hypertensive Nierenerkrankung
Bei kausalem Zusammenhang zwischen arterieller Hypertonie und

N18.-	Chronischer Niereninsuffizienz
N19	Nicht näher bezeichneter Niereninsuffizienz
N26	Schrumpfniere, nicht näher bezeichnet

wird nur ein Kode aus I12.- Hypertensive Nierenkrankheit benutzt (DKR 0905d):

| I12.0- | Hypertensive Nierenkrankheit mit Niereninsuffizienz |
| I12.9- | Hypertensive Nierenkrankheit ohne Niereninsuffizienz |

Steht eine Nierenerkrankung in kausalem Zusammenhang zur Hypertonie, so ist ein Kode für die Nierenerkrankung (z.B. aus N18.– *Chronische Nierenkrankheit*) gefolgt von I12.– *Hypertensive Nierenkrankheit* anzugeben. Wenn für die Nierenerkrankung kein anderer Kode der ICD 10 GM außer I12.– *Hypertensive Nierenkrankheit* zur Verfügung steht, wird dieser allein kodiert.
Liegen Nierenerkrankungen und Hypertonie aber ohne kausale Beziehung vor, werden Hypertonie und Nierenkrankheit einzeln kodiert.

5.4.1.4 Hypertensive Herz- und Nierenkrankheit

In Fällen, bei denen sowohl eine hypertensive Herzkrankheit (I11.–) als auch eine hypertensive Nierenkrankheit (I12.–) vorliegt, ist ein Kode für die Herzkrankheit (z.B. aus I50.– *Herzinsuffizienz*) und für die Nierenkrankheit (z.B. aus N18.– *Chronische Nierenkrankheit*) gefolgt von

I13.–   Hypertensive Herz- und Nierenkrankheit

zuzuordnen. Wenn für die Herz- und Nierenerkrankung kein anderer Kode der ICD-10-GM außer I13.– *Hypertensive Herz- und Nierenkrankheit* zur Verfügung steht, wird dieser allein kodiert.

Die Hauptdiagnose ist entsprechend DKR D002 *Hauptdiagnose* festzulegen.

5.4.2 Ischämische Herzkrankheiten

Ischämische Herzerkrankungen werden nach ICD-10-GM wie folgt eingeteilt:

I20.-	Angina pectoris
I21.-	Akuter Myokardinfarkt
I22.-	Rezidivierender Myokardinfarkt
I23.-	Bestimmte akute Komplikationen nach Myokardinfarkt
I24.-	Sonstige akute ischämische Herzkrankheit
I25.-	Chronische ischämische Herzkrankheit

Bei der Wahl der Hauptdiagnose muss genau zwischen stabiler Angina pectoris, instabiler Angina pectoris und akutem Myokardinfarkt unterschieden werden, weil dadurch drei verschiedene DRGs angesteuert werden, falls keine Operation oder invasive Diagnostik erfolgte.

5.4.2.1 Angina pectoris

Der Kode für irgendeine Form von Angina pectoris soll vor der Koronaratheroisklerose angegeben werden, wenn beide Krankheitszustände beim Patienten vorliegen (DKR 0901f). Bei Patienten mit einer Koronaratherosklerose ohne Angina pectoris wird auch keine Angina kodiert. Angina pectoris kann auch als assoziierter Zustand vorkommen und kodiert werden.

Beispiel:
Ein Patient wird mit stabiler Angina pectoris bei bekannter Koronaratherosklerose (Ein-Gefäßerkrankung) eingewiesen. Ein akuter Infarkt kann ausgeschlossen werden.
(Falls eine invasive Diagnostik erfolgte, ist selbstverständlich der entsprechende Prozedurenkode zu verwenden).

Hauptdiagnose:
I20.9   Angina pectoris, nicht näher bezeichnet
Nebendiagnose:
I25.11   Ein-Gefäßerkrankung

Entwickelt sich eine instabile Angina pectoris (I20.0) zu einem Myokardinfarkt, darf nur der Kode für den Infarkt angegeben werden. Lediglich eine Postinfarkt-Angina darf zusätzlich zu dem Infarkt mit I20.0 kodiert werden.

Wenn ein Patient mit nachgewiesenen Koronarspasmen (Prinzmetal-Angina) behandelt wird, sollte diese spezielle Form der Angina pectoris mit I20.1 Angina pectoris mit nachgewiesenem Koronarspasmus als Hauptdiagnose kodiert werden. Gegebenenfalls folgt ein Kode für die chronische ischämische Herzkrankheit. Entwickelt der Patient einen akuten Myokardinfarkt, so geben Sie wiederum nur den Kode für den Myokardinfarkt an.

5.4.2.2   Akuter Myokardinfarkt
Die Deutschen Kodierrichtlinien definieren einen Herzinfarkt als akut, im Sinne der ICD-10-Diagnose, wenn der Verschluss höchstens vier Wochen (28 Tage) zurückliegt. I21.- Akuter Myokardinfarkt wird kodiert sowohl für den ersten Krankenhausaufenthalt zur Infarktbehandlung als auch bei Aufenthalten in anderen Akuthäusern, in die der Patient innerhalb von vier Wochen aufgenommen oder verlegt wird (DKR 0901f).

Beispiel:
Krankenhaus A: Der Patient wird für die Akutbehandlung eines anteroseptalen Myokardinfarktes aufgenommen und am zweiten Tag in ein anderes Krankenhaus B verlegt.

Hauptdiagnose:
I21.0   Akuter transmuraler Myokardinfarkt der Vorderwand
Krankenhaus B: Der Patient wird zur weiteren Diagnostik und Therapie aufgenommen und am 20. Tag in Krankenhaus A zurückverlegt.

Hauptdiagnose:
I21.0   Akuter transmuraler Myokardinfarkt der Vorderwand
Krankenhaus A: Der Patient wird wieder aufgenommen und am 24. Tag nach Hause entlassen.

Hauptdiagnose:
I21.0   Akuter transmuraler Myokardinfarkt der Vorderwand

Wird ein Infarkt mehr als 28 Tage nach dem Eintritt behandelt, so wird die Schlüsselnummer I25.8 Sonstige Formen der chronischen ischämischen Herzkrankheit verwendet.

Die Kodes I21.0 bis I21.3 bezeichnen akute transmurale Infarkte
I21.0   der Vorderwand
I21.1   der Hinterwand
I21.2   an sonstigen Lokalisationen
I21.3   an nicht näher bezeichneter Lokalisation.
Der Kode I21.4 Akuter subendothelialer Myokardinfarkt bezeichnet nicht-transmurale Infarkte (Innenschichtinfarkte, Nicht-ST-Hebungsinfarkte), der betroffene Bereich des Myokards wird nicht kodiert.

5.4.2.3   Rezidivierender Myokardinfarkt
Mit der Kategorie I22.- Rezidivierender Myokardinfarkt soll ein Myokardinfarkt kodiert werden, der innerhalb von vier Wochen (28 Tage) nach einem vorangegangenen Infarkt auftritt, unabhängig davon, ob die Lokalisation dieselbe ist. An vierter Stelle wird nach der Lokalisation unterschieden.

Fortsetzung des vorhergehenden Beispiels:
Krankenhaus A: Der Patient wurde am 24. Tag nach akutem Vorderwandinfarkt nach Hause entlassen. Zwei Tage später kommt es zu einem Reinfarkt im Bereich der Hinterwand.

Hauptdiagnose:
I22.1   Rezidivierender Myokardinfarkt der Hinterwand

5.4.2.4   Sonstige akute ischämische Herzkrankheit
Hierunter fällt eine heterogene Gruppe von Kodes, z. B.
I24.0   Koronarthrombose ohne nachfolgenden Myokardinfarkt
I24.1   Postmyokardinfarkt–Syndrom (hiervon zu unterscheiden ist das Postkardiotomiesyndrom I97.0)
I24.8 /.9 Sonstige / Nicht näher bezeichnete akute ischämische Herzkrankheit

5.4.2.5   Chronische ischämische Herzkrankheit
Die Kategorie I25.- umfasst die koronare Herzerkrankung incl. alter Infarkte, sowie
I25.3   Herzwand-Aneurysma,
I25.4   Koronararterienaneurysma,
I25.5   Ischämische Kardiomyopathie und
I25.6   Stumme Myokardischämie.

Die atherosklerotische Herzkrankheit (I25.1-) ist fünfstellig anzugeben:
I25.10   Ohne hämodynamisch wirksame Stenosen
I25.11   Ein-Gefäßerkrankung
I25.12   Zwei-Gefäßerkrankung
I25.13   Drei-Gefäßerkrankung
I25.14   Stenose des linken Hauptstammes
I25.15   Mit stenosierten Bypass-Gefäßen
I25.16   Mit stenosierten Stents
I25.19   Nicht näher bezeichnet

Die Embolie oder nicht-atherosklerotische Okklusion eines Koronar-Bypasses wird kodiert als T82.8 Sonstige Komplikationen durch Prothesen, Implantate oder Transplantate im Herzen und in den Gefäßen.

Ein alter Myokardinfarkt (I25.2-) beschreibt die Krankengeschichte des Patienten (Anamnesekode), auch wenn er nicht im Z-Kode-Kapitel (XXI) der ICD-10-GM enthalten ist. Er sollte nur dann zusätzlich kodiert werden, wenn er Bedeutung für die laufende Behandlung hat. Er wird fünfstellig nach Dauer der vergangenen Zeit kodiert:

I25.20	29 Tage bis unter 4 Monate zurückliegend
I25.21	4 Monate bis unter 1 Jahr zurückliegend
I25.22	1 Jahr und länger zurückliegend
I25.29	Nicht näher bezeichnet.

Bei dem Kode I25.5 Ischämische Kardiomyopathie ist zu beachten, dass alle anderen Formen der Kardiomyopathie in die Kategorien I42.- Kardiomyopathie oder I43.-* Kardiomyopathie bei anderenorts klassifizierten Krankheiten eingeordnet werden müssen.

Der Kode I25.9 Chronische ischämische Herzkrankheit, nicht näher bezeichnet kann benutzt werden, wenn keine ausreichend detaillierten Angaben vorliegen, durchaus auch in Kombination mit Z95.1 Vorhandensein eines aortokoronaren Bypasses oder Z95.5 Vorhandensein eines Implantates oder Transplantates nach koronarer Gefäßplastik. Wenn aber aufgrund früherer Eingriffe der Gefäßstatus sicher bekannt ist, kann eine Zuordnung in die Subklassifikation von I25.1- erfolgen. Die Kodes Z95.1 und Z95.5 dürfen nur benutzt werden, wenn diese Angabe für die laufende Behandlungsphase von Bedeutung ist (s. Definition der Nebendiagnose).

5.4.2.6

Die (I50.1-) soll fünfstellig kodiert werden mit Angabe des Schweregrades nach der NYHA-Einteilung:

I50.11	Ohne Beschwerden	
	NYHA-Stadium I	
I50.12	Mit Beschwerden bei stärkerer Belastung	
	NYHA-Stadium II	

I50.13   Mit Beschwerden bei leichterer Belastung
          NYHA-Stadium III
I50.14   Mit Beschwerden in Ruhe
          NYHA-Stadium IV
I50.19   Nicht näher bezeichnet

Ein Kode aus dieser Kategorie darf Verwendung finden bei akutem Lungenödem und Angabe einer Herzinsuffizienz (I50.14 Mit Beschwerden in Ruhe), Asthma cardiale oder bei einem Linksherzversagen bzw. stark eingeschränkter Ejektionsfraktion. Tritt die im Rahmen einer koronaren Herzerkrankung auf, sollten beide Diagnosen verschlüsselt werden. Eine Herzinsuffizienz als Folge einer Hypertonie wird nachfolgend mit I11.0- Hypertensive Herzkrankheit mit (kongestiver) Herzinsuffizienz oder I11.9- Hypertensive Herzkrankheit ohne (kongestive) Herzinsuffizienz kodiert. Die Herzinsuffizienz nach chirurgischem Eingriff oder durch eine defekte Herzklappe nach Klappenoperation wird verschlüsselt mit I97.1 Sonstige Funktionsstörungen nach kardiochirurgischem Eingriff.

Ansonsten wird ein akutes Lungenödem abhängig von seiner Ursache kodiert (DKR 0902a). Der Kode J81 Lungenödem findet nur Anwendung, wenn keine und keine exogene Ursache (J68.1 Akutes Lungenödem durch chemische Substanzen, Gase, Rauch und Dämpfe) vorliegen.

5.4.3   Herzstillstand

Herz- oder Herz- und Atemstillstand sollten nur kodiert werden, wenn Wiederbelebungsmaßnahmen ergriffen wurden, unabhängig vom Ergebnis für den Patienten:
I46.0   Herzstillstand mit erfolgreicher Wiederbelebung
I46.1   Plötzlicher Herztod, so beschrieben
I46.9   Herzstillstand, nicht näher bezeichnet

Der Herzstillstand (I46.-) sollte nicht als Hauptdiagnose angegeben werden, wenn die Ursache bekannt ist. Bei der Reanimation im Rahmen eines Herzstillstandes ist außerdem die

Prozedur 8-771 Kardiale Reanimation (incl. Beatmung) zu kodieren.

5.4.4 Periphere arterielle Verschlusskrankheit

Auch in der Kategorie I70.2- Atherosklerose der Extremtätenarterien wird fünfstellig - vorwiegend nach Schweregrad - verschlüsselt:

I70.21 Becken-Bein-Typ, mit intermittierendem Hinken
I70.22 Becken-Bein-Typ, mit Ruheschmerzen
I70.23 Becken-Bein-Typ, mit Ulzeration
I70.24 Becken-Bein-Typ, mit Gangrän
I70.25 Schulter-Arm-Typ, alle Stadien

Die Resteklassen I70.8 Atherosklerose sonstiger Arterien, I70.9 Generalisierte und nicht näher bezeichnete Atherosklerose oder gar I73.9 Periphere Gefäßkrankheit, nicht näher bezeichnet sollten vermieden werden.

5.4.6 Herzrhythmusstörungen

Die entsprechenden vierstelligen Kodes finden sich in den Kategorien I44.- bis I47.- und I49.- wieder. Zu beachten ist die Differenzierung des Kodes I48.- Vorhofflattern und Vorhofflimmern und die fünfstellige Verschlüsselung. An fünfter Stelle werden angegeben:

0 Paroxysmal
1 Chronisch
9 Nicht näher bezeichnet

Ferner wird unterschieden zwischen I48.0- Vorhofflattern und I48.1- Vorhofflimmern.

5.5 Niereninsuffizienz

Die Kategorie N18.8- Sonstige chronische Niereninsuffizienz ist nach dem Schweregrad, ausgedrückt durch die glomeru-

---

läre Filtrationsrate, ab 2010 auf geänderte Weise fünfstellig zu verschlüsseln.

N18.- Chronische Nierenkrankheit
Inkl.:
Chronische Urämie
Chronisches Nierenversagen
Diffuse sklerosierende Glomerulonephritis
Renale Retinitis† (H32.8*)
Urämisch:
- Demenz† (F02.8*)
- Neuropathie† (G63.8*)
- Perikarditis† (I32.8*)

Soll die Grundkrankheit angegeben werden, so ist eine zusätzliche Schlüsselnummer zu benutzen.
Soll das Vorliegen einer hypertensiven Nierenkrankheit angegeben werden, ist eine zusätzliche Schlüsselnummer aus I12.- oder I13.- zu benutzen.

N18.1 Chronische Nierenkrankheit, Stadium 1
Inkl.: Glomeruläre Filtrationsrate 90 ml/min/1,73 m^2 Körperoberfläche oder höher
N18.2 Chronische Nierenkrankheit, Stadium 2
Inkl.: Glomeruläre Filtrationsrate 60 bis unter 90 ml/min/1,73 m^2 Körperoberfläche
N18.3 Chronische Nierenkrankheit, Stadium 3
Inkl.: Glomeruläre Filtrationsrate 30 bis unter 60 ml/min/1,73 m^2 Körperoberfläche
N18.4 Chronische Nierenkrankheit, Stadium 4
Inkl.: Glomeruläre Filtrationsrate 15 bis unter 30 ml/min/1,73 m^2 Körperoberfläche
Präterminale Niereninsuffizienz
N18.5 Chronische Nierenkrankheit, Stadium 5
Inkl.: Chronische Urämie
Dialysepflichtige chronische Niereninsuffizienz
Glomeruläre Filtrationsrate unter 15 ml/min/1,73 m^2 Körperoberfläche
Terminale Niereninsuffizienz
N18.8- Sonstige chronische Nierenkrankheit
N18.80 Einseitige chronische Nierenfunktionsstörung

Der relative Funktionsanteil der betroffenen Niere liegt unter 35 %.

N18.89 Sonstige chronische Nierenkrankheit, Stadium nicht näher bezeichnet

N18.9 Chronische Nierenkrankheit, nicht näher bezeichnet

Soll das Vorliegen einer hypertensiven Nierenkrankheit angegeben werden, so ist nachfolgend eine zusätzliche Schlüsselnummer aus I12.- oder I13.- anzugeben.

5.6 Nikotinabhängigkeit

Das Abhängigkeitssysndrom wird mit F17.2 Psychische und Verhaltensstörungen durch Tabak, Abhängigkeitssyndrom verschlüsselt, die Definition einer Nebendiagnose ist strikt zu beachten (DKR 0501e, DKR D003d). Eine diesbezügliche Beratung kann zusätzlich mit Z71 Beratung wegen Tabakmissbrauchs und Rehabilitationsmaßnahmen mit Z50.8! Rehabilitationsmaßnahmen bei Tabakmissbrauch kodiert werden. Auch hier sei der Hinweis gegeben, dass die durchgeführten Maßnahmen (z.B. Gespräch, Nikotinpflaster) schlüssig in der Krankenakte niedergelegt sein müssen.

5.7 Pflegerische Maßnahmen

Seit Einführung des DRG-Systems wurde immer wieder bemängelt, dass pflegerische Maßnahmen und insbesondere die Versorgung hochaufwendiger Patienten im System nur unzureichend abgebildet seien. Um hier eine Verbesserung zu erreichen wurden die OPS-Kodes 9-20f. geschaffen. Die Prozeduren werden nach Altersklassen (Erwachsene, Kinder, Kleinkinder) unterteilt:

9-20 Hochaufwendige Pflege von Patienten

9-200 Hochaufwendige Pflege von Erwachsenen

Exkl.:

Hochaufwendige Pflege von Kindern und Jugendlichen (PKMS-J) (9-201)

Hochaufwendige Pflege von Kleinkindern (PKMS-K) (9-202)

Hinw.:
Ein Kode aus diesem Bereich ist für Patienten ab dem Beginn des 19. Lebensjahres anzugeben.

Mindestmerkmale:

- Ein Kode aus diesem Bereich ist anzugeben, wenn in einem oder mehreren Leistungsbereichen die Bedingungen des Pflegekomplexmaßnahmen-Scores für Erwachsene [PKMS-E] erfüllt sind. Die sich daraus ergebenden Aufwandspunkte werden täglich addiert. Die Gesamtanzahl der Aufwandspunkte errechnet sich aus der Summe der täglich ermittelten Punkte aus dem PKMS-E über die Verweildauer des Patienten. Aufwandspunkte, die am Aufnahme- und/oder Entlassungstag entstehen, werden mit berücksichtigt
- Die pflegerischen Leistungen werden durch examinierte Gesundheits- und KrankenpflegerInnen oder unter deren Verantwortung erbracht
- Die zu verwendenden Parameter des PKMS-E und weitere Nutzungshinweise sind im Anhang zum OPS zu finden

9-200.0 43 bis 71 Aufwandspunkte
9-200.1 72 bis 100 Aufwandspunkte
9-200.2 101 bis 128 Aufwandspunkte
9-200.3 129 bis 157 Aufwandspunkte
9-200.4 158 und mehr Aufwandspunkte

9-201   Hochaufwendige Pflege von Kindern und Jugendlichen

Exkl.:
Hochaufwendige Pflege von Erwachsenen (PKMS-E) (9-200)
Hochaufwendige Pflege von Kleinkindern (PKMS-K) (9-202)

Hinw.:
Ein Kode aus diesem Bereich ist für Patienten ab dem Beginn des 7. Lebensjahres bis zum Ende des 18. Lebensjahres anzugeben.

Mindestmerkmale:

- Ein Kode aus diesem Bereich ist anzugeben, wenn in einem oder mehreren Leistungsbereichen die Bedingungen des Pflegekomplexmaßnahmen-Scores für Kinder und Jugendliche [PKMS-J] erfüllt sind. Die sich daraus ergebenden Aufwandspunkte werden täglich addiert. Die Gesamtanzahl der Aufwandspunkte errechnet sich aus der Summe der täglich ermittelten Punkte aus dem PKMS-J über die Verweildauer des Patienten. Aufwandspunkte, die am Aufnahme- und/oder Entlassungstag entstehen, werden mit berücksichtigt
- Die pflegerischen Leistungen werden durch examinierte Gesundheits- und KinderkrankenpflegerInnen oder unter deren Verantwortung erbracht
- Die zu verwendenden Parameter des PKMS-J und weitere Nutzungshinweise sind im Anhang zum OPS zu finden

9-201.0 43 bis 71 Aufwandspunkte

9-201.1 72 bis 100 Aufwandspunkte

9-201.2 101 bis 128 Aufwandspunkte

9-201.3 129 bis 157 Aufwandspunkte

9-201.4 158 und mehr Aufwandspunkte

9-202 Hochaufwendige Pflege von Kleinkindern

Exkl.:

Hochaufwendige Pflege von Erwachsenen (PKMS-E) (9-200)

Hochaufwendige Pflege von Kindern und Jugendlichen (PKMS-J) (9-201)

Hinw.:

Ein Kode aus diesem Bereich ist für Patienten ab dem Beginn des 2. Lebensjahres bis zum Ende des 6. Lebensjahres anzugeben

Mindestmerkmale:

- Ein Kode aus diesem Bereich ist anzugeben, wenn in einem oder mehreren Leistungsbereichen die Bedingungen des Pflegekomplexmaßnahmen-Scores für Kleinkinder [PKMS-K] erfüllt sind. Die sich daraus ergebenden Aufwandspunkte werden täglich addiert. Die Gesamtanzahl der Aufwandspunkte errechnet sich aus der Summe der täglich ermittelten Punkte aus dem PKMS-K über die Verweildauer des Patienten. Aufwandspunkte, die am Aufnahme- und/ oder Entlassungstag entstehen, werden mit berücksichtigt

· Die pflegerischen Leistungen werden durch examinierte Gesundheits- und KinderkrankenpflegerInnen oder unter deren Verantwortung erbracht

· Die zu verwendenden Parameter des PKMS-K und weitere Nutzungshinweise sind im Anhang zum OPS zu finden

9-202.0 43 bis 71 Aufwandspunkte
9-202.1 72 bis 100 Aufwandspunkte
9-202.2 101 bis 128 Aufwandspunkte
9-202.3 129 bis 157 Aufwandspunkte
9-202.4 158 und mehr Aufwandspunkt

Die Erfassung und insbesondere Dokumentation der einzelnen Parameter ist insgesamt sehr aufwendig, sodass die verwendung eines EDV-gestützten Dokumentationssystems zu empfehlen ist. Die Kodes sind 2010 und wahrscheinlich auch in 2011 nicht entgeltrelevant. Um eine Überleitung der Leistungen in das jeweils nächste DRG-Jahr möglich zu machen, ist jedoch auch jetzt schon die exakte Erfassung dringend zu empfehlen. Die Erläuterung zu den Kodes im Anhang zum OPS umfasst zahlreiche Seiten. Es soll im Weiteren exemplarisch das Vorgehen bei der Versorgung Erwachsener dargestellt werden.

5.7.1 Pflegekomplexmaßnahmen-Scores für Erwachsene (PKMS)

Pflegekomplexmaßnahmen-Scores für Erwachsene (PKMS-E), Kinder und Jugendliche (PKMS-J) und Kleinkinder (PKMS-K) zum OPS 2010

Der PKMS ist ein von der Expertengruppe des DPR (Deutscher Pflegerat) entwickeltes Instrument zur Abbildung der Pflege von hochaufwndigen Patienten im Krankenhaus auf „Normalstationen". Diese hochaufwendige Pflege geht über die normale volle Übernahme von Pflegetätigkeiten in mindestens einem der 4 Leistungsbereiche Körperpflege, Ernährung, Ausscheidung, Bewegen/Lagern/Mobilisation/ Sicherheit deutlich hinaus und/oder im Bereich Kommunizieren/Beschäftigen besteht ein wesentlich höherer Bedarf als beim durchschnittlichen Patienten mit besonderen Leistungen (vgl. PPR (Pflege-Personalregelung) Stufe A3 der entsprechenden Altersstufe). Es wurden drei unterschiedliche PKMS entwickelt, da die hochaufwendige Pflege in den verschiedenen Altersstufen unterschiedlich operationalisiert ist:

für Erwachsene (PKMS-E): ab dem Beginn des 19. Lebensjahres

für Kinder und Jugendliche (PKMS-J): ab dem Beginn des 7. Lebensjahres bis zum Ende des 18. Lebensjahres

für Kleinkinder (PKMS-K): ab dem Beginn des 2. Lebensjahres bis zum Ende des 6. Lebensjahres

Die Struktur und Logik der drei Scores sind gleich und bei der Anwendung ist Nachfolgendes grundsätzlich zu beachten.

Die Punktwerte drücken den mindestens anfallenden pflegerischen Aufwand bei einem hochaufwendigen Patienten aus. Die Gründe für hochaufwendige Pflege sind einmalig und bei Änderungen des Patientenzustandes zu erfassen und die Pflegeinterventionen sind durch eine tägliche (Kalendertag) Leistungsdokumentation nachzuweisen.

<u>Damit ein Leistungsmerkmal zutrifft, muss</u>

1. einer der Gründe für hochaufwendige Pflege in dem entsprechenden Leistungsbereich vorliegen und
2. ein entsprechend aufgeführtes Pflegeinterventionsprofil zutreffen.

Treffen auf den Patienten ein oder mehrere Leistungsmerkmale des PKMS zu, so werden die Punkte für den jeweiligen Tag (Kalendertag) über die Verweildauer addiert. Auch entstandene Aufwandspunkte am Aufnahme- und/oder Entlassungstag werden berücksichtigt. Pro Leistungsbereich kann die angegebene Punktzahl nur einmal pro Kalendertag vergeben werden. Die Gesamtpunktzahl der Aufwandspunkte führt zu einer OPS-Prozedur „9-20 ... - Hochaufwendige Pflege…", wenn die entsprechende Punktzahl der jeweiligen Prozedur in den Altersgruppen (Kleinkinder, Kinder und Jugendliche, Erwachsene) erreicht ist.

<u>Der PKMS ist nur auf der „Normalstation" zu kodieren.</u> Es sind keine Kalendertage auf Intensivstationen, Überwachungseinheiten, Intermediate-Care-Stationen, Stroke units etc. für die Kodierung des PKSM heranzuziehen.

Am Verlegungstag von „Normalstation" auf eine der oben genannten Einheiten wird der PKMS nicht kodiert, am Tag der Rückverlegung auf die „Normalstation" kann der PKMS eingestuft werden.

<u>Definition: „volle Übernahme" in den Leistungsbereichen (Körperpflege, Ernährung, Ausscheidung, Bewegung)</u>

Im PKMS wird als Ausgangslage des „normal aufwendigen Patienten" ein Patient beschrieben, der eine „volle Übernahme" der pflegerischen Tätigkeiten durch das Pflegepersonal erfährt. Der PKMS nutzt die Definition „volle Übernahme" in den Leistungsbereichen, die bei dem Instrument PPR entwickelt wurden. Nachfolgend wird die Definition „volle Übernahme" vorgestellt. Es ist keine Voraussetzung für Einrichtungen, die PPR zu nutzen, um den PKMS richtig zu kodieren.

Die ursprüngliche Definition der PPR wurde nicht geändert. Hintergrund dieser Entscheidung ist, dass zahlreiche Einrichtungen noch mit der PPR zur Fallkostenkalkulation arbeiten und die Definitionen der Leistungsbereiche bei den Pflegenden bekannt sind. Einige Begriffe, die heute in der Pflege nicht mehr verwendet werden, wurden durch die aktuelle Fachterminologie ersetzt bzw. ergänzt, ohne die inhaltlichen Aussagen der PPR A3 zu verändern. Diese sind im Text kursiv markiert.

In Anlehnung an die Definition der PPR-Stufe A3 wird die „volle Übernahme" pflegerischer Leistungen in den Leistungsbereichen wie folgt definiert:	
Patienten brauchen in allen Leistungsbereichen ein hohes Maß an Unterstützung, Aktivierung, Motivation und Zuwendung, denn sie sind durch Immobilität, eingeschränkte Körperfunktionen oder durch ihre Erkrankung an der eigenständigen Erfüllung ihrer Grundbedürfnisse gehindert.	
Körperpflege	**Überwiegende oder vollständige Übernahme der Körperpflege**
	Der Patient kann sich nicht selbstständig waschen, die Zähne putzen, rasieren und die Haare pflegen. Dies muss von den Pflegenden ausgeführt oder der Patient muss helfend und aktivierend unterstützt werden.
Ernährung	**Hilfe bei der Nahrungsaufnahme**
	Der Patient ist nicht in der Lage, allein zu essen oder zu trinken, auch wenn die Nahrung mundgerecht zubereitet ist. *Essen oder Trinken muss dem Patienten verabreicht werden oder das Kind muss gefüttert werden oder ihm muss während des Essens geholfen werden.* Außerdem muss der Patient aktivierend unterstützt werden.
Ausscheidung	**Versorgen bei unkontrollierter Blasen- oder Darmentleerung**
	Der inkontinente Patient muss *mit frischen Inkontinenzmaterialien versorgt oder das Kind muss regelmäßig gewindelt* und gereinigt werden (dazu gehört auch – soweit erforderlich – die Reinigung des Bettes). Dieses Merkmal umfasst auch das Kontinenztraining.
Bewegung und Lagerung	**Häufiges (zwei- bis vierstündlich) Körperlagern oder Mobilisieren**
	Der Patient wird aufgrund seiner Immobilität häufig gelagert oder mobilisiert. Dies kann therapeutisch erforderlich sein oder seinen persönlichen Bewegungs- und Lagerungsbedürfnissen entsprechen.

Hinweise zur Pflegedokumentation zur Vermeidung eines unnötigen Dokumentationsaufwandes:

Ist bei einem Patienten bereits absehbar, dass er trotz des Zutreffens eines oder mehrerer Leistungsmerkmale nicht eine entsprechende Anzahl von Tagen (z. B. bei 4 Leistungsmerkmalen an weniger als 4 Tagen) in der Klinik verweilt, um die Mindestpunktzahl für den OPS-Kode zu erreichen, so ist keine Dokumentation im Sinne des PKMS durchzuführen.

In der Regel kann die Pflegedokumentation auf dem PKMS-Vordruck (Dokumentationsbogen siehe www.deutscher-pflegerat.de) durchgeführt werden und die vorhandene Pflegedokumentation in den vorgegebenen Leistungsbereichen ersetzen. Nur in einzelnen, mit diesem Symbol ☉ gekennzeichneten Bereichen des PKMS ist eine zusätzliche Dokumentation notwendig (z. B. Schmerzprotokoll, Assessment usw.). Dabei ist zu beachten, dass es sich hier überwiegend um Dokumentationsanteile handelt, die bereits bei hochaufwendigen Patienten zur Standardpflegedokumentation gehören wie z. B. Dekubitusrisikoeinschätzung, Lagerungsplan, Ernährungsprotokoll usw..

Die PKMS-Items ersetzen Teilaspekte der pflegerischen Dokumentation und bieten eine Struktur- und Formulierungshilfe für die Pflegepraxis bei der täglichen Pflegedokumentation.

Der PKMS ist ein Score für die hochaufwendigen Pflegeinterventionen. Die Dokumentation der Gründe für hochaufwendige Pflege erfolgt nur einmal bei der stationären Aufnahme der Patienten und bei Änderungen der Gründe im Rahmen des stationären Aufenthaltes. Änderungen sind bei diesem Patientenklientel nur in geringem Ausmaß zu erwarten.

Einrichtungen haben die Möglichkeit, die im PKMS formulierten Items auch in einer anderen Weise darzustellen oder den PKMS-Vordruck automatisiert durch eine elektronische Patientendokumentation mit standardisierter Pflegeterminologie befüllen zu lassen.

Die Mitarbeiter des Pflegedienstes kodieren auf einer Matrix das „Zutreffen" des jeweiligen **PKMS-E, PKMS-J, PKMS-K** in den einzelnen Leistungsbereichen.

PKMS-E-Matrix

Leistungsbereich PKMS-E	1. Tag	2. Tag	3. Tag	4. Tag	5. Tag	6. Tag	7. Tag	8. Tag
Körperpflege	3	3	3	3	3	3	3	3
Ernährung	4	4	4	4	4	4	4	4
Ausscheidung	2	2	2	2	2	2	2	2
Bewegen/Lagern/ Mobilisation	3	3	3	3	3	3	3	3
Kommunizieren/ Beschäftigen	1	1	1	1	1	1	1	1
Summe pro Tag:	13	13	13	13	13	13	13	13

Aus den Aufwandspunkten des PKMS (in der entsprechenden Altersklasse) ergibt sich der entsprechende OPS-Kode aus dem Bereich 9-20.

1. PKMS-E für Erwachsene: ab dem Beginn des 19. Lebensjahres

Hinw.: Es gibt folgende Gründe bei den Erwachsenen (s. Spalte 1 oder s.a. Formularblatt zum Dokumentationsbogen PKMS-E):

G1   Qualitative Bewusstseinsveränderung,
G2   Quantitative Bewusstseinsveränderung,
G3   Beeinträchtigte Anpassung,
G4   Extreme Schmerzzustände/Lebenskrise,
G5   Immobilität,
G6   Beeinträchtigte Geh- und Transferfähigkeit,
G7   Beeinträchtigte Mobilität/körperliche Einschränkung,
G8   Beeinträchtigtes Schlucken,
G9   Veränderte/beeinträchtigte Ausscheidung,
G10 und G11   Weitere Gründe 1 und 2

Die Nummerierung der Gründe ist bei den Erwachsenen nicht fortlaufend oder nicht vollständig angegeben, weil nicht jeder Grund in jedem Leistungsbereich berücksichtigt wird.

Mindestmerkmale: Leistungsbereich A: Körperpflege (Altersgruppe E: 3 Punkte)

Die Unterstützung bei Körperpflege ist hochaufwendig und geht deutlich über das normale Maß einer vollen Übernahme der Körperpflege (Körperwaschung, Haut-, Haar-, Mundpflege) hinaus (vgl. PPR-E Stufe A3).

	Es liegt mindestens einer der Gründe für eine hochaufwendige Pflege vor:
G1	**Abwehr/Widerstände bei der Körperpflege** Kennzeichen: Setzt (Mobilisierungs-)Maßnahmen bei der Körperpflege Widerstände entgegen; schreit, schlägt, beschimpft das Pflegepersonal bei der Ganzkörperwaschung, lehnt die Körperpflege verbal/nonverbal ab ODER **Ablauf der Körperpflege ist dem Patienten nicht bekannt** Kennzeichen: Unfähigkeit, die Körperpflege selbstständig und strukturiert durchzuführen; Gebrauchsgegenstände der Körperpflege können nicht adäquat eingesetzt werden, fehlende Eigeninitiative, die Körperpflege durchzuführen
G4	**Extreme Schmerzzustände, die sich auf die Körperpflegeaktivitäten auswirken** Kennzeichen: Stöhnt, weint, jammert, grimassiert, wehrt ab bei der Körperpflege, äußert verbal stärkste Schmerzen
G5	**Verlust der Fähigkeit, den Positionswechsel im Bett durchzuführen** Kennzeichen: Fehlende Fähigkeit, sich selbstständig im Bett zu drehen, zu verrutschen, aufzusetzen UND **ein** vorliegender **Erschwernisfaktor: Mindestens 3** unterschiedliche Zu- und/oder Ableitungssysteme, BMI von 35 und mehr, Körpergewicht mindestens 180 kg, krankheitsbedingte Risiken wie Wirbelsäuleninstabilität, Extensionsbehandlung und/oder Behandlung mit Körpergipsschale, die eine extreme Bewegungseinschränkung mit sich bringen, ausgeprägte Spastik/Kontrakturen, ausgeprägte Lähmung, fehlende Kraft zur Eigenbewegung
G7	**Gründe für eine Ganzkörperwaschung mit zwei Pflegepersonen** bei G4, G5 ODER Pflegediagnosen wie: Kann/darf sich bei verminderter/instabiler Herz-/Kreislauf und/oder Atemsituation bei der Körperpflege nicht anstrengen

G9	**Starkes Schwitzen**
	Kennzeichen: Schweißausbrüche, mindestens 4 x tägl. nasse Kleidung infolge des starken Schwitzens
	UND/ODER **Erbrechen** mindestens **4 x tägl.**
	UND/ODER **Einnässen/-stuhlen** mindestens **4 x tägl.**
	Ein entsprechender Kleidungs-/Wäschewechsel ist erforderlich.

G10	**Anlässe für eine therapeutische Ganzkörperwaschung bei einem Selbstfürsorgedefizit, Körperpflege in Verbindung mit einem der aufgeführten Punkte:** 🕐
	Beeinträchtigte Orientierung/ Wahrnehmung
	pathologische Bewegungsabläufe
	vorhandene Spastik
	fehlende Selbstständigkeit
G11	**Volle Abhängigkeit bei der Körperpflege**
	Kennzeichen: Fehlende Fähigkeit, den Körper selbstständig zu waschen, abzutrocknen und die Mund-, Haar-, Hautpflege durchzuführen.
	UND **ein Grund für hohen pflegerischen Aufwand:**
	(Umkehr-)Isolierung, die nicht auf dafür vorgesehenen Isolierstationen durchgeführt wird, ODER
	Massive Veränderungen der Mundschleimhaut ODER
	Hohes Pneumonierisiko lt. Atemskala nach Bienstein (Bienstein et al. 2000) ODER
	Aufwendiges Tracheostoma

		Pflegeinterventionen sind: (Die zugehörigen Gründe sind in einer separaten Spalte aufgeführt)
G1 G5	A1	**Maßnahmen zum Erlernen/Wiedererlangen einer selbstständigen Körperpflege** (Haarpflege, Mundpflege, Körperwaschung und/oder Hautpflege) bei vorliegenden Erschwernisfaktoren (Gründe des PKMS-E). In der Pflegedokumentation sind die individuellen pflegerischen Zielsetzungen der Maßnahmen auszuweisen, ebenso die auf den Patienten abgestimmte Vorgehensweise.🕐
G9	A2	**Mehrfachwaschungen/-körperpflege:** Durchführung von Mehrfachwaschungen in voller Übernahme 4 x tägl., davon mindestens 2 Ganzkörperwaschungen
G1 G4 G10	A3	**Therapeutische Ganzkörperpflege nach folgenden Konzepten:** NDT-Konzept (Neuro-Developmental Treatment) MRP (Motor Relearning Programme) Bobath-Konzept Bag-bath/Towelbath beruhigende/ belebende/basalstimulierende GKW GKW nach Inhester und Zimmermann andere neurologische oder rehabilitative Konzepte zur Ganzkörperpflege mit Faszilitation/Inhibitation von normalen Bewegungsabläufen oder kompensatorischen Fähigkeiten 🕐 Konzepte aus psychologischer Perspektive 🕐
G4 G5 G7	A4	**Ganzkörperwaschung/-pflege mit zwei Pflegepersonen pflegefachlich erforderlich**
G11	A5	**Volle Übernahme der Körperwaschung** UND Übernahme der speziellen/therapeutischen Mundpflege mindestens 4 x tägl. UND (ASE (atemstimulierende Einreibung) mindestens 1 x tägl. ODER Atemübungen mindestens 4 x tägl. ODER Atemübungen mit Atemtrainer mindestens 4 x tägl.) UND (volle Übernahme beim mindestens 2 x tägl. An-/Auskleiden ODER mindestens 1 x tägl. Anziehtraining, Anleitung zum selbstständigen Umkleiden)

G11	A6	**Volle Übernahme der Körperwaschung** UND mindestens **8 x tägl. Maßnahmen im Rahmen eines aufwendigen Tracheostomamanagements** (hierzu zählen eine oder mehrere Maßnahmen wie z.B. Verbinden, Absaugen, Wechseln, Spülen)
G11	A7	**Volle Übernahme der Körperwaschung** UND **Maßnahmen zur Infektionsprophylaxe bei Umkehr-/Schutzisolation**, beim Betreten/Verlassen des Zimmers

<u>Mindestmerkmale: Leistungsbereich B: Ernährung</u>
<u>(Altersgruppe E: 4 Punkte)</u>

Die Unterstützung bei Nahrungs-/Flüssigkeitszufuhr ist hochaufwendig und geht <u>deutlich</u> über das normale Maß einer vollen Übernahme der Nahrungs-/Flüssigkeitszufuhr hinaus (vgl. PPR-E Stufe A3). Bei diesem Leistungsmerkmal ist es wichtig zu beachten, dass die zutreffenden Interventionen bei allen Nahrungs-/Flüssigkeitsaufnahmen des Patienten (3 Hauptmahlzeiten (H) und mindestens 1 Zwischenmahlzeit (Z)) durchzuführen sind.

	Es liegt mindestens einer der Gründe für eine hochaufwendige Pflege vor:
G1	**Kontinuierliche/massive Nahrungsverweigerung, Risiko der Mangelernährung** Kennzeichen: Schiebt angebotene Nahrung weg, lehnt Nahrung verbal, nonverbal ab, fehlende(r) Wille/Einsicht, Nahrung zu sich zu nehmen, Mundschluss, Abwenden des Kopfes, Wegschlagen der Nahrung beim Versuch der Nahrungsverabreichung, extrem langsames Essen als Strategie der verminderten Nahrungsaufnahme, schluckt den Nahrungsbrei nicht selbstständig, Ausspucken von Nahrung ODER **Massives Verkennen der Nahrungssituation**, Risiko der Mangelernährung Kennzeichen: Fehlender Impuls zur Nahrungsaufnahme, kann Aufforderungen/ Erklärungen im Zusammenhang mit der Nahrungsaufnahme nicht verstehen, deutet Nahrungsbestandteile als Ungeziefer o.ä., schluckt den Nahrungsbrei nicht selbstständig
G2	**Massiv verlangsamte/erschwerte Nahrungsaufnahme bei quantitativen Bewusstseinsveränderungen** Kennzeichen: Zeitverzögerte Reaktion auf Ansprache, schläft zwischen der Nahrungsverabreichung immer wieder ein, Verlust der Fähigkeit, Nahrung selbstständig aufzunehmen
G5	**Unfähigkeit, eine Sitzposition bei der Nahrungsaufnahme einzunehmen** Kennzeichen: Fehlende Fähigkeit, selbstständig in die Sitzposition zu gelangen, rutscht im Bett/Rollstuhl nach unten, asymmetrische Sitzhaltung, kippt beim Sitzen nach vorne **UND ein vorliegender Erschwernisfaktor:** BMI von 35 und mehr, Körpergewicht mindestens 180 kg, krankheitsbedingte Risiken wie Wirbelsäuleninstabilität, Extensions- und/oder Behandlung mit Körpergipsschale, die eine extreme Bewegungseinschränkung mit sich bringen, ausgeprägte Spastik/Kontrakturen, ausgeprägte Lähmung, fehlende Kraft zur Eigenbewegung

G6	**Fehlende Fähigkeit, sich zur Nahrungsaufnahme an den Tisch zu setzen**
	<u>Kennzeichen:</u> Schwere Beeinträchtigung, von liegender Körperposition zum Sitzen zu gelangen und vom Sitzen zum Stand zu gelangen und erhebliche Beeinträchtigung des Gehens auf ebener Fläche wie Unfähigkeit/Unsicherheit, das Körpergewicht im Stand selbstständig zu tragen, Veränderungen des Gangbildes
G7	**Prothesen-/Orthesenversorgung der unteren Extremitäten** vor der Nahrungsaufnahme, um an den Tisch zu gelangen ODER **Stützkorsagen anlegen**, um zur Nahrungsaufnahme an den Tisch zu gelangen bei Wirbelsäuleninstabilität
G8	**Kau-/Schluckstörungen mit starken Auswirkungen auf die Nahrungsaufnahme** <u>Kennzeichen:</u> Hustet nach dem Schlucken, Nahrungsreste verbleiben nach dem Schlucken in der Wangentasche, Zungenstoß, Gefühl, dass Nahrung im Schlund hängen bleibt, Regurgitation von Speisebrei, veränderte Schluckphasen, inkompletter/fehlender Lippen-/Mundschluss, pathologische Kau-/Kieferbewegung
G10	**Vorliegende schwere Mangelernährung** <u>Kennzeichen:</u> Gewichtsverlust größer 5% innerhalb von 1 Monat, BMI kleiner 18,5 kg/m² bei Erwachsenen bis 65 Jahre und kleiner 20 kg/m² bei Erwachsenen über 65 Jahre, Sakropenie, hervortretende Knochen
G11	**Fehlende Fähigkeit, selbstständig Nahrung/Flüssigkeit aufzunehmen, da die Abläufe der Nahrungsaufnahme nicht bekannt sind** <u>Kennzeichen:</u> Kann die Gebrauchsgegenstände zur Nahrungsaufnahme nicht nutzen

Pflegeinterventionen sind: (Die zugehörigen Gründe sind in einer separaten Spalte aufgeführt)		
G1 G2 G10	B1	**Volle Übernahme** der Nahrungsverabreichung (3 Haupt- und mindestens 1 Zwischenmahlzeit) UND mindestens **7 orale Flüssigkeitsverabreichungen zu unterschiedlichen Zeitpunkten bei einer Gesamttagesmenge von** mindestens 1500 ml gemäß Flüssigkeitsprotokoll ⏱
G8	B2	**Orale/basale Stimulation** ⏱, **vorbereitend auf die Nahrungsverabreichung oder zur Förderung des Schluckreflexes vor jeder Mahlzeit (3 H und mindestens 1 Z)**, mit anschließender Unterstützung/Anleitung zur Nahrungsaufnahme
G5 G6 G7	B3	**Maßnahmen zur Vorbereitung der Nahrungsaufnahme vor jeder Mahlzeit (3 H und mindestens 1 Z)** Aufwendiger Transfer in den Rollstuhl/auf den Stuhl UND/ODER Aufwendiges Anlegen von Stützkorsagen/-hosen/Orthesen
G1 G8 G11	B4	**Trink- und Esstraining nach individuell aufgestelltem Konzept (3 H und mindestens 1 Z) bei jeder Mahlzeit.** Das aufgestellte Konzept ist explizit zu dokumentieren ⏱. Maßnahmen können sein: Anleitung zum Schlucken/Schlucktechniken Einüben kompensatorischer Maßnahmen Unterstützung bei der Kopf-/Kiefer-/Lippenkontrolle Einüben von physiologischen Bewegungsabläufen bei der Nahrungsaufnahme durch z. B. passives Führen der Hand bei der Nahrungsaufnahme Faszilitieren/Inhibieren von Bewegungsabläufen/des Schluckaktes Einüben von Essritualen
G2 G8 G10	B5	**Bolusapplikation von Sondennahrung** mindestens **7 Boli tägl.**: Bei der Maßnahme werden mindestens 200 ml Sondennahrung je Bolus portionsweise über eine großvolumige Spritze verabreicht.

Mindestmerkmale: Leistungsbereich C: Ausscheidung
(Altersgruppe E: 2 Punkte)
Die pflegerische Unterstützung geht bei der Ausscheidung <u>deutlich</u>
über das normale Maß der vollen Übernahme/besonderen Leistungen
bei der Ausscheidungsunterstützung hinaus.

	Es liegt mindestens einer der Gründe für eine hochaufwendige Pflege vor:
G1	**Verkennt die Ausscheidungssituation infolge massiver kognitiver Beeinträchtigungen** Kennzeichen: Stuhlschmieren, ins Zimmer urinieren, Kot essen, versteckt Ausscheidungen, kennt die normalen Abläufe, die zur Ausscheidung auf der Toilette erforderlich sind, nicht
G4	**Extreme Schmerzzustände beim Umlagern/Mobilisieren auf die Toilette/ Bettschüssel/Steckbecken** Kennzeichen: Stöhnt, weint, jammert, grimassiert, wehrt ab beim Umlagern/Mobilisieren, äußert verbal stärkste Schmerzen
G5	**Unfähigkeit, das Gesäß zum Unterschieben der Bettschüssel/des Steckbeckens anzuheben** Kennzeichen: Fehlende Fähigkeit, eine Brücke zu machen oder sich auf die Seite zu drehen, UND **ein vorliegender Erschwernisfaktor:** BMI von 35 und mehr, Körpergewicht mindestens 180 kg, krankheitsbedingte Risiken wie Wirbelsäuleninstabilität, Extensions- und/oder Behandlung mit Körpergipsschale, die eine extreme Bewegungseinschränkung mit sich bringen, ausgeprägte Spastik/Kontrakturen, ausgeprägte Lähmung, fehlende Kraft zur Eigenbewegung
G6	**Fehlende Fähigkeit, selbstständig auf die Toilette zu gehen** Kennzeichen: Schwere Beeinträchtigung, von liegender Körperposition zum Sitzen zu gelangen UND vom Sitzen zum Stand zu gelangen, UND erhebliche Beeinträchtigung des Gehens auf ebener Fläche wie Unfähigkeit/Unsicherheit, das Körpergewicht im Stand selbstständig zu tragen, Veränderungen des Gangbildes

G7	Prothesen-/Orthesenversorgung der unteren Extremi-täten vor der Ausscheidung, um zur Toilette zu gelangen ODER Stützkorsagen anlegen, um zur Toilette zu gelangen bei Wirbelsäuleninstabilität
G9	Urininkontinenz in Verbindung mit der pflegerischen Zielsetzung, einen höheren Level der Inkontinenz-Pro-file entspr. den Vorgaben des nationalen Expertenstandards Harnkontinenz in der Pflege zu erreichen. Kennzeichen für die verschiedenen Inkontinenzformen sind dem Expertenstandard (Deutsches Netzwerk für Qualitäts-entwicklung in der Pflege (DNQP) 2006) zu entnehmen und explizit zu dokumentieren. ☺
G10	Veränderte Miktions-/Defäkationsfrequenz und Be-einträchtigung in der Selbstständigkeit der Miktion/Defäkation mindestens 7 x tägl. Kennzeichen: Fehlende Fähigkeit, selbstständig zur Toilette zu gehen, den Toilet-tenstuhl zu benutzen, die Bettschüssel/das Steckbecken/die Urinflasche selbstständig zu benutzen
G11	Ausgeprägte Obstipation oder andere Gründe, die einen tägl. Einlauf UND/ODER rektales Ausräumen erfordern

Pflegeinterventionen sind: (Die zugehörigen Gründe sind in einer separaten Spalte aufgeführt)		
G1 G4 G6 G7	C1	Ausscheidungsunterstützung mit Transfer auf die Toilette ist durch Erschwernisfaktoren (Gründe) verlängert und findet mindestens 4x tägl. statt
G9	C2	Unterstützung bei der Ausscheidung und Toilet-tentraining/Inkontinenztraining zur Kontinenz-förderung; für die Erfüllung dieses Kriteriums ist eine Maßnahmenplanung und Dokumentation erforderlich, bestehend aus folgenden Elementen erforderlich: Differenzie-rung der Inkontinenzform/Pflegediagnose und darauf abgestimmte individuelle Planung der Maßnahmen, entsprechend den Empfehlungen des nationalen Expertenstandards (Deutsches Netzwerk für Qualitäts-entwicklung in der Pflege (DNQP) 2006). ☺

G5 G6 G10 G11	C3	**Volle Übernahme der Ausscheidungsunter-stützung** (Steckbecken, Toilettenstuhl, Transfer zur Toilette) UND einer der zusätzlichen Aspekte
		1 x tägl. digitales rektales Ausräumen und/oder 1 x tägl. Reinigungseinlauf
		Erhöhte Frequenz der Ausscheidungsunterstüt-zung mindestens **7 x tägl.**
		Volle Übernahme der Ausscheidungsunterstüt-zungen mit 2 Pflegepersonen

Mindestmerkmale: Leistungsbereich D: Bewegen/Sicherheit (Altersgruppe E: 3 Punkte)

Die Maßnahmen im Bereich Bewegen/Sicherheit sind hochauf-wendig und gehen deutlich über das normale Maß der vollen Übernahme im Bereich Bewegen/Sicherheit hinaus.

	Es liegt mindestens einer der Gründe für eine hochaufwendige Pflege vor:
G1	**Abwehr/Widerstände beim Umlagern/Mobilisieren** Kennzeichen: Setzt (Mobilisierungs-)Maßnahmen Widerstän-de entgegen; schreit, schlägt, beschimpft das Personal bei der Umlagerung, lehnt die Lagerungs-/Mobilisierungsmaß-nahmen verbal/nonverbal ab ODER **Weglaufverhalten** Kennzeichen: Verlässt die Station/das Zimmer ständig; findet nicht mehr in das Zimmer zurück, Umtriebigkeit und psycho-motorische Unruhe; ODER **Hohes Selbstgefährdungs-/Selbstverletzungsrisiko** Kennzeichen: Erkennt Gefahren nicht, kann selbstgefährdende Situationen nicht einschät-zen, steht trotz hoher Sturzgefährdung ohne Unterstützung selbstständig auf

G4	**Extreme Schmerzzustände beim Umlagern/Mobilisie-ren** Kennzeichen: Stöhnt, weint, jammert, grimmassiert, wehrt ab beim Umlagern/Mobilisieren, äußert verbal stärkste Schmerzen

G5	**Verlust der Fähigkeit, den Positionswechsel im Bett durchzuführen** <u>Kennzeichen:</u> Fehlende Fähigkeit, sich selbstständig im Bett zu drehen, zu verrutschen, aufzusetzen UND **ein vorliegender Erschwernisfaktor:** Mindestens 3 unterschiedliche Zu- und/oder Ableitungssysteme, BMI von 35 und mehr, Körpergewicht mindestens 180 kg, krankheitsbedingte Risiken wie Wirbelsäuleninstabilität, Extensions- und/oder Behandlung mit Körpergipsschale, die eine extreme Bewegungseinschränkung mit sich bringen, ausgeprägte Spastik/Kontrakturen, ausgeprägte Lähmung, fehlende Kraft zur Eigenbewegung
G6	**Fehlende Fähigkeit, einen Transfer durchzuführen** UND/ODER **zu gehen** <u>Kennzeichen:</u> Schwere Beeinträchtigung, von liegender Körperposition zum Sitzen zu gelangen **und** vom Sitzen zum Stand zu gelangen, und Unfähigkeit/Unsicherheit, das Körpergewicht im Stand selbstständig zu tragen
G7	**Prothesen-/Orthesenversorgung der unteren Extremitäten ODER Stützkorsagen bei Wirbelsäuleninstabilität**
G10	**Mobilisations-/Lagerungsfrequenz ist erhöht bei hohem Dekubitusrisiko** <u>Kennzeichen:</u> nachgewiesenes Dekubitusrisiko durch Assessment lt. nationalem Expertenstandard (Deutsches Netzwerk für Qualitätsentwicklung in der Pflege (DNQP) 2004)

Pflegeinterventionen sind: (Die zugehörigen Gründe sind in einer separaten Spalte aufgeführt)		
G10	D1	**Lagerungswechsel mindestens 12 x tägl., Dekubitusprophylaxe**, therapeutische Lagerung, Dokumentation im Lagerungsplan o.ä. ☺
G1 G4 G5	D2	**Lagerungswechsel mindestens 4 x tägl. mit 2 Pflegepersonen und zusätzlich mindestens 4 x tägl. Lagerungswechsel (bzw. Mikrolagerung) mit einer Pflegeperson**, Dokumentation im Lagerungsplan o.ä. ☺

G6 G7	D3	**Unterstützung bei der Mobilisation** aus dem Bett UND zusätzlich erforderlichen Aktivitäten wie: **aufwendiges Anlegen von z.B. Stützkorsagen/- hosen** vor/nach der Mobilisation, ODER mindestens **4 x tägl. Spastik des Patienten lösen und Anbahnung normaler Bewegungsabläufe** durch Faszilitation, Inhibition mindestens 2 x tägl.
G1 G5 G6 G7	D4	**Aufwendige Mobilisation aus dem Bett** UND (Gehtraining unter Anwendung von Techniken wie Faszilitation, Inhibition, Kinästhetik oder nach verschiedenen therapeutischen Konzepten (wie NDT, MRT, Bobath) ODER Gehtraining mit Gehhilfen (wie Unterarmgehstützen, verschiedene Gehwagen))
G5 G6 G10	D5	**Lagerungswechsel bei Immobilität** mindestens **7 x tägl.** UND einer der aufgeführten **zusätzlichen Aktivitäten:** Mobilisation mindestens **2 x tägl.** in den Roll-/ Lehnstuhl ODER ausgiebige Kontrakturenprophylaxe mit Durchbewegen aller großen Gelenke mindestens **1 x tägl.** und Thromboseprophylaxe durch Ausstreichen der Beine und Anlegen eines Kompressionsverbandes oder -strumpfes
G1	D6	Mindestens **4 x tägl. Suchen und/oder Rückbegleiten des Patienten** auf die Station/in das Zimmer ODER **aufwendige Sicherheitsmaßnahmen** zur Verhinderung von Selbst- oder Fremdgefährdung ☺

Mindestmerkmale: Leistungsbereich E: Kommunikation
(Altersgruppe E: 1 Punkt)

Deutlicher Mehraufwand in der Kommunikation **(mindestens 30 Minuten pro Tag)** mit den Patienten und/oder Angehörigen in den Bereichen Kompetenzerwerb zur Sicherstellung der Therapie und/oder situativer Krisenbewältigung sowie Sekundärprävention als normalerweise erforderlich. Die kommunikativen Pflegemaßnahmen werden **nicht im Rahmen der**

Erbringung anderer Pflegeleistungen erbracht. Die Kommunikationsleistungen können auch auf zwei Zeitpunkte über den Tag verteilt erbracht werden (mindestens 2 x 15 Min.) Tag verteilt erbracht werden (mindestens 2 x 15 Min.)

Es liegt mindestens einer der Gründe für eine hochaufwendige Pflege vor:	
G1	**Massive Beeinträchtigung der Informationsverarbeitung** <u>Kennzeichen:</u> Neue Informationen werden wieder vergessen, Konzentrations-/ Wahrnehmungsschwierigkeiten, reduzierte Aufmerksamkeitsspanne, Überforderung
G3	**Beeinträchtigte Anpassungsfähigkeit von Patient und/ oder Angehörigen** <u>Kennzeichen:</u> Leugnet den veränderten Gesundheitszustand und Notwendigkeit der Anpassung, verschiebt Entscheidungen, unzureichende Problem-/Zielerfassung, äußert Ängste, bagatellisiert, fehlende Krankheitseinsicht, Körperbildstörung, fehlende Motivation
G4	**Aus dem Gleichgewicht geratenes Selbstkonzept durch Sinn-/Lebenskrisen** <u>Kennzeichen:</u> Äußert Hoffnungslosigkeit, fehlende Zukunftsperspektive, fehlender Lebensmut, zeigt Gefühle wie Trauer, Zorn, Wut, Bitterkeit
G7	**Beeinträchtigte Fähigkeit, Kompetenzen im Rahmen der Selbstpflegefähigkeit zu erwerben** <u>Kennzeichen:</u> Fehlende Fingerfertigkeit, eingeschränkte Sehfähigkeit
G10	**Beeinträchtigte Kommunikation durch Sprach-/Kommunikationsbarrieren** <u>Kennzeichen:</u> Kann sich nicht verständlich machen, reagiert auf Ansprache trotz normaler Vigilanz nicht, versteht die Landessprache nicht, kann verbal nicht antworten, kann nichts hören

Pflegeinterventionen sind: (Die zugehörigen Gründe sind in einer separaten Spalte aufgeführt)		
G1 G3 G4	E1	**Eins-zu-eins-Betreuung:** Einen Patienten kontinuierlich über einen längeren Zeitraum in Präsenz betreuen (mindestens 2 x 15 Minuten). Die Betreuung findet gesondert/getrennt von anderen Interventionen statt ⏱

G3 G4 G10	E2	**Problemlösungsorientierte Gespräche** durch klientenzentriertes Gespräch (mit Betroffenen und/oder Angehörigen/Bezugspersonen) ⏱ zur Krisenbewältigung/Vertrauensbildung/Anpassung an veränderte Lebensbedingungen ODER Gespräche zur Vorbereitung auf die Entlassung ODER Gespräche mit Dolmetscher (mindestens 2 x 15 Minuten)
G1 G7	E3	**Maßnahmen zum Kompetenzerwerb des Patienten und/oder der Angehörigen** durch Informationsgespräch, Beratungsgespräch, Anleitung (mindestens 2 x 15 Minuten) ⏱

5.7.2 Weitere pflegerelevante Nebendiagnosen

Keinesfalls darf die Kodierung von Diagnosen vergessen werden, die einen erhöhten Pflegeaufwand bedeuten. Hierfür bietet die ICD-10-GM eine große Auswahl von Diagnosen aus verschiedenen Kapiteln. Besonders zu beachten ist die differenzierte, fünfstellige Verschlüsselung des Dekubitus.
Einige Beispiele für Diagnosen, die vor allem von den Pflegekräften dokumentiert werden können:

L89.-   Dekubitalgeschwür
          Dekubitus
          Druckgeschwür
          Ulkus bei medizinischer Anwendung von Gips
          Exkl.: Dekubitalgeschwür (trophisch) der Cervix (uteri)
          (N86)
Die folgenden fünften Stellen verschlüsseln bei der Kategorie L89.- die Lokalisation der Druckstellen:

0   Kopf
1   Obere Extremität
2   Dornfortsätze
3   Beckenkamm, Spina iliaca
4   Kreuzbein, Steißbein
5   Sitzbein
6   Trochanter

L89.0- Dekubitus 1. Grades
   Inkl.: Druckzone mit nicht wegdrückbarer Rötung bei intakter Haut
L89.1- Dekubitus 2. Grades
   Inkl.: Dekubitus [Druckgeschwür] mit:
- Abschürfung
- Blase
- Teilverlust der Haut mit Einbeziehung von Epidermis und/oder Dermis
- Hautverlust o.n.A.

L89.2- Dekubitus 3. Grades
   Dekubitus [Druckgeschwür] mit Verlust aller Hautschichten mit Schädigung oder Nekrose des subkutanen Gewebes, die bis auf die darunterliegende Faszie reichen kann
L89.3- Dekubitus 4. Grades
   Dekubitus [Druckgeschwür] mit Nekrose von Muskeln, Knochen oder stützenden Strukturen (z.B. Sehnen oder Gelenkkapseln)
L89.9- Dekubitus, Grad nicht näher bezeichnet
   Inkl.: Dekubitus [Druckgeschwür] ohne Angabe eines Grades

R33 Harnverhaltung
R64 Kachexie
   Exkl.: Alimentärer Marasmus (E41)

Z43.0 Versorgung eines Tracheostomas
Z74.0 Eingeschränkte Mobilität
   Angewiesensein auf (Kranken-) Stuhl
   Bettlägerigkeit
Z74.1 Notwendigkeit der Hilfestellung bei der Körperpflege

Z89.-	Extremitätenverlust
Z93.8-	Vorhandensein von sonstigen künstlichen Körperöffnungen
Z93.80	Vorhandensein eines Thorakostomas
Z93.88	Vorhandensein sonstiger künstlicher Körperöffnungen
Z99.0	Langzeitige Abhängigkeit vom Aspirator
Z99.1	Langzeitige Abhängigkeit vom Respirator
Z99.3	Langzeitige Abhängigkeit vom Rollstuhl
Z99.8	Langzeitige Abhängigkeit von sonstigen unterstützenden Apparaten, medizinischen Geräten oder Hilfsmitteln

Der für die Kategorie Z99.- benutzte Begriff "langzeitig" bedeutet eine Abhängigkeit von mindestens drei Monaten.

Bei den Kodes

R15	Stuhlinkontinenz
	Enkopresis o.n.A.
	Exkl.: Nichtorganische Enkopresis (F98.1)
R32	Nicht näher bezeichnete Harninkontinenz
	Enuresis o.n.A.
	Exkl.: Nichtorganische Enuresis (F98.0)
	Stressinkontinenz und sonstige näher bezeichnete Harninkontinenz (N39.3-N39.4)

ist zu beachten, dass sie nur angegeben werden können, wenn die Inkontinenz Grund für eine stationäre Behandlung ist oder eine klinische Bedeutung hat (DKR 1804f). Der Befund Inkontinenz ist von klinischer Bedeutung, wenn

- die Inkontinenz nicht als im Rahmen einer Behandlung „normal" angesehen werden kann (z.B. nach bestimmten Operationen und bei bestimmten Zuständen).
- die Inkontinenz nicht als der normalen Entwicklung entsprechend angesehen werden kann (wie z.B. bei Kleinkindern).
- die Inkontinenz bei einem Patienten mit deutlicher Behinderung oder geistiger Retardierung andauert.

6. Wichtige Internetadressen

http://www.dimdi.de
Homepage des Deutschen Instituts für Medizinische Dokumentation und Information (DIMDI), Informationen zu den Klassifikationssystemen ICD-10 und OPS

http://www.g-drg.de
Homepage des Instituts für das Entgeltsystem im Krankenhaus (InEK), Informationen zum DRG-System etc.

http://www.medinfoweb.de
Internet-Plattform mit tagesaktuellen Informationen und Links zum Thema DRG etc.

http://www.mydrg.de
Internet-Plattform mit tagesaktuellen Informationen und Links zum Thema DRG etc.

http://drg.uni-muenster.de
Internetseite des Medizincontrollings des Universitätsklinikums Münster (Leiter: PD Dr. N. Roeder)

http://www.bmgs.bund.de
Homepage des Bundesministeriums für Gesundheit und Soziale Sicherung

http://www.bwkg.de
Internetseite der Baden-Württembergischen Krankenhausgesellschaft, enthält eine Datenbank zu häufigen Kodierfragen, die größtenteils abgestimmt ist mit den Medizinischen Diensten der Krankenkassen (MDK)

http://www.mdk.de/1534.htm
Internetseite des Medizinischen Dienstes mit den Kodierempfehlungen des MDK

http://www.medizincontroller.de/foka.php

Internetauftritt der Deutschen Gesellschaft für Medizincontrolling (DGfM). Hier hat sich ein Fachausschuss für ordnungs-
gemäße Kodierung und Abrechnung (FoKA) gebildet. Dieser
setzt sich mit den Kodierempfehlungen des MDK auseinander.
Hier finden sich sowohl die MDK Empfehlungen wie auch die
Kommentare.

7. Anhang

Nicht mit dem Fallpauschalen-Katalog vergütete vollstationäre Leistungen

Für die nachfolgend aufgeführten Leistungen sind krankenhausindividuelle Entgelte nach § 6 Abs. 1 Satz 1 Nr. 2 des Krankenhausentgeltgesetzes zu vereinbaren, soweit diese als Krankenhausleistung erbracht werden dürfen.

DRG	„Partition"	Bezeichnung
1	2	3
MDC 04 Krankheiten und Störungen der Atmungsorgane		
E37Z [1]	O	Längerer stationärer Aufenthalt vor Transplantation bei hoher Dringlichkeitsstufe bei Krankheiten und Störungen der Atmungsorgane
E41Z [1]	A	Frührehabilitation bei Krankheiten und Störungen der Atmungsorgane
E76A [1]	M	Tuberkulose, mehr als 14 Belegungstage

Fußnoten:

1) Nach § 7 Abs. 4 sind für diese Fallpauschalen die nach § 6 Abs. 1 KHEntgG bisher krankenhausindividuell vereinbarten Entgelte gemäß § 15 Abs. 1 Sätze 3 und 4 KHEntgG bis zum Beginn des Wirksamwerdens der neuen Budgetvereinbarung der Höhe nach weiter zu erheben.

2) In entsprechender Anwendung des § 15 Abs. 1 Sätze 3 und 4 KHEntgG ist bis zum Beginn des Wirksamwerdens der neuen Budgetvereinbarung das bisher geltende Entgelt der B21Z nach Anlage 1 der FPV 2008 der Höhe nach weiter zu erheben.

Fallpauschalen-Katalog

Folgende Tabellen spiegeln nur die für die Pneumologie wichtigsten DRGs und Zusatzentgelte wieder. Die Bewertungsrelationen gelten für die Abrechnung von stationären Leistungen. Dies gilt nicht, soweit nach § 6 Abs. 1 des Krankenhausentgeltgesetzes sonstige Entgelte für bestimmte Leistungen nach Anlage 3a/b, teilstationäre Leistungen nach § 6 Abs. 1 Satz 1 KHEntgG oder besondere Einrichtungen nach § 17b Abs. 1 Satz 15 des Krankenhaus-finanzierungsgesetzes vereinbart worden sind.

Abkürzungen:

CC	Komplikationen oder Komorbiditäten
MDC	Hauptdiagnosegruppe (Major Diagnostic Category)
OR	operativ (Operating Room)
ZE	Zusatzentgelt
ZED	Zusatzentgelt, differenziert
Partition „O"	operative Fallpauschalen
Partition „A"	andere Fallpauschalen, z. B. Koloskopie
Partition „M"	medizinische Fallpauschalen

Fußnoten:

1) Belegungstage, die der Kalkulation der Fallpauschale zu Grunde gelegt wurden.

2) Erster Belegungstag, an dem nach § 1 Abs. 3 ein Abschlag von der Fallpauschale vorzunehmen ist.

3) Erster Belegungstag, an dem nach § 1 Abs. 2 ein tagesbezogenes Entgelt zusätzlich zur Fallpauschale gezahlt wird.

4) „Eine Zusammenfassung von Fällen bei Wiederaufnahme in dasselbe Krankenhaus nach § 2 Abs. 1 und 2 erfolgt nicht."

5) Wenn die Definition der DRG keine untere Grenzverweildauer und/oder keine obere Grenzverweildauer zulässt, dann werden im Katalog entsprechend keine Werte angegeben.

Fallpauschalen-Katalog

Teil a) Bewertungsrelationen bei Versorgung durch Hauptabteilungen

DRG	Parti-tion	Bezeichnung	Bewertungs-relation bei Haupt-abteilung	Bewertungsrela-tion bei Hauptab-teilung u. Beleghebamme	Mittlere Verweil-dauer[1]	Untere Grenz-verweil-dauer — Erster Tag mit Abschlag[2,5]	Bewertungs-relation/Tag	Obere Grenz-verweil-dauer — Erster Tag zus. Entgelt[3,5]	Bewertungs-relation/Tag	Externe Verle-gung Abschlag/Tag (Bewertungsrela-tion)	Verle-gungs-fallpau-schale	Ausnah-me von Wieder-aufnah-me[4]
1	2	3	4	5	6	7	8	9	10	11	12	13
Prä-MDC												
A03A	O	Lungentransplantation mit Beatmung > 179 Stunden	35,910		62,6	20	1,430	81	0,483		x	x
A03B	O	Lungentransplantation ohne Beatmung > 179 Stunden	14,861		27,5	8	1,295	45	0,424		x	x
A06A	O	Beatmung > 1799 Stunden mit komplexer OR-Prozedur oder Polytrauma, mit hochkom-plexem Eingriff oder intensivmedizinischer Komplexbehandlung > 3680 Aufwandspunkte	68,289		124,7			143	0,490		x	x

DRG	Partition	Bezeichnung	Bewertungsrelation bei Hauptabteilung	Bewertungsrelation bei Hauptabteilung u. Beleghebamme	Mittlere Verweildauer[1]	Untere Grenzverweildauer – Erster Tag mit Abschlag[2,5]	Untere Grenzverweildauer – Bewertungsrelation/Tag	Obere Grenzverweildauer – Erster Tag zus. Entgelt[3,5]	Obere Grenzverweildauer – Bewertungsrelation/Tag	Externe Verlegung Abschlag/Tag (Bewertungsrelation)	Verlegungsfallpauschale	Ausnahme von Wiederaufnahme[4]
1	2	3	4	5	6	7	8	9	10	11	12	13
A06B	O	Beatmung > 1799 Stunden mit komplexer OR-Prozedur oder Polytrauma, ohne hochkomplexen Eingriff, ohne intensivmedizinische Komplexbehandlung > 3680 Aufwandspunkte oder ohne komplexe OR-Prozedur, ohne Polytrauma	46,381		100,2			118	0,442		x	x
A07A	O	Beatmung > 999 und < 1800 Stunden mit komplexer OR-Prozedur oder Polytrauma, mit hochkomplexem oder dreizeitigem komplexen Eingriff oder intensivmedizinischer Komplexbehandlung > 3680 Aufwandspunkte	39,387		68,3			86	0,490		x	x
A07B	O	Beatmung > 999 und < 1800 Stunden mit komplexer OR-Prozedur, mit Polytrauma oder komplizierender Konstellation oder Alter < 16 Jahre oder ohne komplexe OR-Prozedur, ohne Polytrauma, Alter < 16 Jahre	33,005		62,8			81	0,478		x	x
A07C	O	Beatmung > 999 und < 1800 Stunden mit komplexer OR-Prozedur, ohne Polytrauma, ohne komplizierende Konstellation, Alter > 15 Jahre oder ohne komplexe OR-Prozedur oder Polytrauma, Alter > 15 Jahre, mit intensivmedizinischer Komplexbehandlung > 2208 Punkte	29,719		65,7			84	0,430	0,423		x

DRG	Partition	Bezeichnung	Bewertungsrelation bei Hauptabteilung	Bewertungsrelation bei Hauptabteilung u. Beleghebamme	Mittlere Verweildauer[1]	Untere Grenzverweildauer – Erster Tag mit Abschlag[2,3]	Bewertungsrelation/Tag	Obere Grenzverweildauer – Erster Tag zus. Entgelt[3,5]	Bewertungsrelation/Tag	Externe Verlegung Abschlag/Tag (Bewertungsrelation)	Verlegungsfallpauschale	Ausnahme von Wiederaufnahme[4]
1	2	3	4	5	6	7	8	9	10	11	12	13
A07D	O	Beatmung > 999 und < 1800 Stunden ohne komplexe OR-Prozedur, ohne Polytrauma, Alter > 15 Jahre, ohne intensivmedizinische Komplexbehandlung > 2208 Aufwandspunkte, mit komplexer Diagnose	26,135		56,0			74	0,314	0,441		x
A07E	O	Beatmung > 999 und < 1800 Stunden ohne komplexe OR-Prozedur, ohne Polytrauma, Alter > 15 Jahre, ohne intensivmedizinische Komplexbehandlung > 2208 Aufwandspunkte, ohne komplexe Diagnose	21,708		55,8			74	0,264	0,371		x
A09A	O	Beatmung > 499 und < 1000 Stunden mit angeborener Fehlbildung oder Tumorerkrankung, Alter < 3 Jahre oder mit komplexer OR-Prozedur oder Polytrauma oder intensivmed. Komplexbehandlung > 3220 Aufwandspunkte und hochkomplexem Eingriff oder Alter < 16 Jahre	25,523		41,7			60	0,491		x	x
A09B	O	Beatmung > 499 und < 1000 Stunden mit komplexer OR-Prozedur oder Polytrauma oder intensivmedizinischer Komplexbehandlung > 3220 Aufwandspunkte, ohne hochkomplexen Eingriff, Alter > 15 Jahre, mit sehr komplexem Eingriff oder komplizierender Konstellation	23,796		44,5			62	0,446		x	x

DRG	Parti-tion	Bezeichnung	Bewer-tungs-relation bei Hauptab-teilung	Bewer-tungsrela-tion bei Hauptab-teilung u. Belegheb-amme	Mittlere Verweil-dauer 1)	Untere Grenz-verweil-dauer — Erster Tag mit Abschlag 2),9)	Bewer-tungs-relation/Tag	Obere Grenz-verweil-dauer — Erster Tag zus. Entgelt 3),5)	Bewer-tungs-relation/Tag	Externe Verle-gung Abschlag/Tag (Bewer-tungsrela-tion)	Verle-gungs-fallpau-schale	Ausnah-me von Wieder-aufnah-me 4)
1	2	3	4	5	6	7	8	9	10	11	12	13
A09C	O	Beatmung > 499 und < 1000 Stunden mit kompl. OR-Proz. od. Polytrauma od. int. Komplexbeh. > 3220 P., ohne kompliz. Konst., Alter > 15 J., oder ohne kompl. OR-Proz., ohne Polytrauma, mit kompl. Konst. od. int. Komplexbeh. 2209 - 3220 P. oder Alter < 16 J.	19,039		39,0			57	0,445		x	x
A09D	O	Beatmung > 499 und < 1000 Stunden ohne komplexe OR-Prozedur, ohne Polytrau-ma, ohne angeborene Fehlbildung oder Tumorerkrankung oder Alter > 2 Jahre, ohne kompliz. Konstellation, Alter > 15 Jahre, mit intensivmed. Komplexbehandlung 1381 bis 2208 Punkte	17,358		41,7			60	0,281		x	x
A09E	O	Beatmung > 499 und < 1000 Stunden ohne kompl. OR-Proz., ohne Polytrauma, ohne angeborene Fehlbildung od. Tumorerkrankung od. Alter > 2 J., ohne kompliz. Konstell., Alter > 15 J., ohne intensivmed. Komplexbeh. > 1380 P., mit kompl. Diagn. od. kompl. Proz.	14,634		33,6			52	0,295	0,409		x

DRG	Partition	Bezeichnung	Bewertungsrelation bei Hauptabteilung	Bewertungsrelation bei Hauptabteilung u. Beleghebamme	Mittlere Verweildauer [1]	Untere Grenzverweildauer – Erster Tag mit Abschlag [2,3]	Untere Grenzverweildauer – Bewertungsrelation/Tag	Obere Grenzverweildauer – Erster Tag zus. Entgelt [3,5]	Bewertungsrelation/Tag	Externe Verlegung Abschlag/Tag (Bewertungsrelation)	Verlegungsfallpauschale	Ausnahme von Wiederaufnahme [4]
1	2	3	4	5	6	7	8	9	10	11	12	13
A09F	O	Beatmung > 499 und < 1000 Stunden ohne kompl. OR-Prozedur, ohne Polytrauma, ohne angeb. Fehlbild. od. Tumorerkrankung od. Alter > 2 J., ohne kompliz. Konstell., Alter > 15 J., ohne intensivmed. Komplexbeh. > 1380 P., ohne kompl. Diagn., ohne kompl. Proz.	11,886		32,4			50	0,249	0,346			x
A11A	O	Beatmung > 249 und < 500 Stunden mit hochkompl. Eingriff oder intensivmed. Komplexbeh. > 1656 Punkte oder mit Eingriff bei angeb. Fehlb., Alter < 2 Jahre oder mit best. OR-Proz. und kompliz. Konstell., mit int. Komplexbeh. > 1656 P. oder Alter < 16 Jahre	18,285		35,3	11	1,140	53	0,387		x	x
A11B	O	Beatmung > 249 und < 500 Stunden mit komplexer OR-Proz., mit kompliz. Konstell. od. sehr kompl. Eingr. oder Alter < 16 Jahre, ohne Eingr. bei angebor. Fehlbildung od. Alter > 1 J. od. ohne komplexe OR-Proz., mit Tumorerkr. od. angeb. Fehlb., Alter < 3 J.	13,373		25,0			43	0,428		x	x

DRG	Parti-tion	Bezeichnung	Bewer-tungs-relation bei Haupt-abtei-lung	Bewer-tungsrela-tion bei Hauptab-teilung u. Belegheb-amme	Mittlere Verweil-dauer[1]	Untere Grenz-verweil-dauer — Erster Tag mit Abschlag [2,3]	Bewer-tungs-relation/ Tag	Obere Grenz-verweil-dauer — Erster Tag zus. Entgelt [3,5]	Bewer-tungs-relation/ Tag	Externe Verle-gung — Abschlag/ Tag (Bewer-tungsrela-tion)	Verle-gungs-fallpau-schale	Ausnah-me von Wieder-aufnah-me [4]
1	2	3	4	5	6	7	8	9	10	11	12	13
A11C	O	Beatmung > 249 und < 500 Stunden ohne komplexe OR-Prozedur, ohne Tumorerkran-kung oder angeb. Fehlbildung, Alter < 3 Jahre, mit bestimmter OR-Prozedur und komplizierender Konstellation, ohne intensiv-medizinische Komplexbeh. > 1656 Punkte, Alter > 15 Jahre	12,441		26,2			44	0,398		x	x
A11D	O	Beatmung > 249 und < 500 Stunden mit komplexer OR-Prozedur, ohne hochkom-plexen oder sehr komplexen Eingriff, ohne intensivmedizinische Komplexbehandlung > 1656 Aufwandspunkte, ohne komplizierende Konstellation, Alter > 15 Jahre	11,295		26,3			44	0,258		x	x
A11E	O	Beatmung > 249 und < 500 Stunden ohne komplexe OR-Prozedur, mit bestimmter OR-Prozedur oder komplizierender Konstellation oder intensivmedizinischer Komplexbehand-lung > 1104 Aufwandspunkte oder Alter < 6 Jahre	10,456		25,1			43	0,275		x	x

DRG	Partition	Bezeichnung	Bewertungsrelation bei Hauptabteilung	Bewertungsrelation bei Hauptabteilung u. Beleghebamme	Mittlere Verweildauer [1]	Untere Grenzverweildauer — Erster Tag mit Abschlag [2a,b]	Bewertungsrelation/Tag	Obere Grenzverweildauer — Erster Tag zus. Entgelt [3b,c]	Bewertungsrelation/Tag	Externe Verlegung Abschlag/Tag (Bewertungsrelation)	Verlegungsfallpauschale	Ausnahme von Wiederaufnahme [4]
1	2	3	4	5	6	7	8	9	10	11	12	13
A11F	O	Beatmung > 249 und < 500 Stunden ohne komplexe OR-Prozedur, ohne bestimmte OR-Prozedur, ohne komplizierende Konstellation, ohne intensivmedizinische Komplexbehandlung > 1104 Aufwandspunkte, Alter > 5 J. mit kompl. Diagn. oder Prozedur oder Alter < 16 J.	8,750		21,6			38	0,274	0,375		x
A11G	O	Beatmung > 249 und < 500 Stunden ohne komplexe OR-Prozedur, ohne bestimmte OR-Prozedur, ohne komplizierende Konstellation, ohne intensivmedizinische Komplexbehandlung > 1104 Aufwandspunkte, ohne komplexe Diagnose, ohne komplexe Prozedur, Alter > 15 Jahre	7,119		20,2			36	0,241	0,329		x
A13A	O	Beatmung > 95 und < 250 Stunden mit hochkomplexem Eingriff oder intensivmed Komplexbeh. > 1656 Punkte oder > 1104 Punkte mit komplexer OR-Prozedur oder mit kompliz. Konstellation, bestimmter OR-Prozedur und Alter < 16 Jahre oder bei Lymphom und Leukämie	12,573		24,8	7	1,037	43	0,335		x	x

DRG	Partition	Bezeichnung	Bewertungsrelation bei Hauptabteilung	Bewertungsrelation bei Hauptabteilung u. Beleghebamme	Mittlere Verweildauer [1]	Untere Grenzverweildauer – Erster Tag mit Abschlag [2,9]	Bewertungsrelation/ Tag	Obere Grenzverweildauer – Erster Tag zus. Entgelt [3,5]	Bewertungsrelation/ Tag	Externe Verlegung Abschlag/ Tag (Bewertungsrelation)	Verlegungsfallpauschale	Ausnahme von Wiederaufnahme [4]
1	2	3	4	5	6	7	8	9	10	11	12	13
A13B	O	Beatmung > 95 und < 250 Stunden ohne hochkompl. Eingriff, ohne int. Komplexbeh. > 1104 P, mit kompliz. Konst. od. sehr kompl. Eingriff oder ohne kompl. Fehlb., Alter < 2 J. oder ohne kompl. OR-Proz., mit int. Komplexbeh. > 1104 P, mit kompliz. Konst.	9,726		22,8	7	0,892	41	0,313		x	x
A13C	O	Beatmung > 95 und < 250 Stunden ohne kompl. OR-Proz., mit intensivmed. Komplexbeh. 1105 bis 1656 P, außer bei Leukämie und Lymphom, ohne kompliz. Konstellation oder mit bestimmter OR-Proz. und kompliz. Konst., ohne intensivmed. Komplexbeh. > 1104 P.	8,590		23,8	7	0,885	42	0,298		x	x
A13D	O	Beatmung > 95 und < 250 Stunden mit komplexer OR-Prozedur, ohne hochkomplexen od. komplexen Eingriff, ohne intensivmedizin. Komplexbehandlung > 1104 Punkte, ohne kompliz. Konstellation, ohne Eingriff bei angeborener Fehlbildung od. Alter > 1 Jahr	7,359		18,5	5	0,966	36	0,220		x	x

DRG	Parti-tion	Bezeichnung	Bewertungs-relation bei Haupt-abteilung	Bewertungs-relation bei Hauptab-teilung u. Beleghebamme	Mittlere Verweil-dauer [1]	Untere Grenz-verweildauer — Erster Tag mit Abschlag [2,9]	Bewertungs-relation/Tag	Obere Grenz-verweildauer — Erster Tag zus. Entgelt [3,5]	Bewertungs-relation/Tag	Externe Verlegung Abschlag/Tag (Bewertungs-relation)	Verlegungs-fallpauschale	Ausnahme von Wieder-aufnahme [4]
1	2	3	4	5	6	7	8	9	10	11	12	13
A13E	O	Beatmung > 95 und < 250 Stunden ohne komplexe OR-Prozedur, ohne Eingriff bei angeborener Fehlbildung od. Alter > 1 Jahr, mit bestimmter OR-Proz. oder kompliz. Konstellation oder intensivmediz. Komplexbeh. 553 bis 1104 Aufwandspunkte oder Alter < 16 Jahre	6,860		20,4	6	0,878	38	0,211		x	x
A13F	O	Beatmung > 95 und < 250 Stunden ohne komplexe oder bestimmte OR-Prozedur, ohne intensivmedizin. Komplexbehandlung > 552 Punkte, ohne komplizierende Konstellation, Alter > 15 J., oder verstorben oder verlegt < 9 Tage, mit komplexer Diagnose oder Prozedur	4,626		12,2	3	1,079	27	0,248	0,327		x
A13G	O	Beatmung > 95 und < 250 Stunden ohne komplexe oder bestimmte OR-Prozedur, ohne intensivmedizin. Komplexbehandlung > 552 Punkte, ohne kompliz. Konstellation, Alter > 15 J., oder verstorben oder verlegt < 9 Tage, ohne kompl. Diagnose, ohne kompl. Prozedur	3,718		12,7	3	0,905	27	0,200	0,264		x

DRG	Partition	Bezeichnung	Bewertungsrelation bei Hauptabteilung	Bewertungsrelation bei Hauptabteilung u. Beleghebamme	Mittlere Verweildauer[1]	Untere Grenzverweildauer Erster Tag mit Abschlag[2,5]	Bewertungsrelation/Tag	Obere Grenzverweildauer Erster Tag zus. Entgelt[3,5]	Bewertungsrelation/Tag	Externe Verlegung Abschlag/Tag (Bewertungsrelation)	Verlegungsfallpauschale	Ausnahme von Wiederaufnahme[4]
1	2	3	4	5	6	7	8	9	10	11	12	13
A36Z	O	Intensivmedizinische Komplexbehandlung > 552 Aufwandspunkte bei bestimmten Krankheiten und Störungen	9,883		31,1	9	0,883	49	0,283		x	x
MDC 04 Krankheiten und Störungen der Atmungsorgane												
E01A	O	Revisionseingriffe, beidseitige Lobektomie, erweiterte Lungenresektionen und andere komplexe Eingriffe am Thorax mit komplizierender Konstellation, hochkomplexem Eingriff oder komplizierender Diagnose	5,643		23,8	7	0,447	42	0,105	0,144		
E01B	O	Revisionseingriffe, beidseitige Lobektomie, erweiterte Lungenresektionen und andere komplexe Eingriffe am Thorax ohne komplizierende Konstellation, ohne hochkomplexen Eingriff, ohne komplizierende Diagnose	3,685		16,3	4	0,450	31	0,097	0,130		
E02A	O	Andere OR-Prozeduren an den Atmungsorganen mit aufwendigem Eingriff	2,036		13,6	4	0,305	28	0,078	0,104		
E02B	O	Andere OR-Prozeduren an den Atmungsorganen ohne aufwendigen Eingriff, Alter < 10 Jahre	1,921		8,5	2	0,506	20	0,126	0,161		

DRG	Partition	Bezeichnung	Bewertungsrelation bei Hauptabteilung	Bewertungsrelation bei Hauptabteilung u. Beleghebamme	Mittlere Verweildauer [1]	Untere Grenzverweildauer Erster Tag mit Abschlag [2,3]	Bewertungsrelation/Tag	Obere Grenzverweildauer Erster Tag zus. Entgelt [3,5]	Bewertungsrelation/Tag	Externe Verlegung Abschlag/Tag (Bewertungsrelation)	Verlegungsfallpauschale	Ausnahme von Wiederaufnahme [4]
1	2	3	4	5	6	7	8	9	10	11	12	13
E02C	O	Andere OR-Prozeduren an den Atmungsorganen ohne aufwendigen Eingriff, Alter > 9 Jahre, mit mäßig komplexem Eingriff	1,364		10,1	2	0,364	23	0,076	0,099		
E02D	O	Andere OR-Prozeduren an den Atmungsorganen ohne aufwendigen Eingriff, Alter > 9 Jahre, ohne mäßig komplexen Eingriff	1,179		8,4	2	0,318	19	0,080	0,102		
E03Z	O	Brachytherapie oder Therapie mit offenen Nukliden bei Krankheiten und Störungen der Atmungsorgane, mehr als ein Belegungstag	0,831		4,1			13	0,142	0,163		x
E05A	O	Andere große Eingriffe am Thorax mit äußerst schweren CC	3,393		16,8	5	0,387	33	0,097	0,130		
E05B	O	Andere große Eingriffe am Thorax ohne äußerst schwere CC, bei bösartiger Neubildung	2,524		12,2	3	0,383	23	0,088	0,116		
E05C	O	Andere große Eingriffe am Thorax ohne äußerst schwere CC, außer bei bösartiger Neubildung	2,013		11,2	3	0,322	22	0,080	0,105		
E06A	O	Andere Lungenresektionen, Biopsie an Thoraxorganen und Eingriffe an der Thoraxwand, Alter > 15 Jahre, mit äußerst schweren CC	2,666		13,3	3	0,423	27	0,089	0,119		

DRG	Parti-tion	Bezeichnung	Bewertungs-relation bei Hauptabteilung	Bewertungs-relation bei Hauptabteilung u. Belegebamme	Mittlere Verweildauer[7]	Untere Grenzverweildauer Erster Tag mit Abschlag[2,5]	Bewertungs-relation/Tag	Obere Grenzverweildauer Erster Tag zus. Entgelt[3,5]	Bewertungs-relation/Tag	Externe Verlegung Abschlag/Tag (Bewertungs-relation)	Verlegungs-fallpau-schale	Ausnahme von Wieder-aufnahme[4]
1	2	3	4	5	6	7	8	9	10	11	12	13
E06B	O	Andere Lungenresektionen, Biopsie an Thoraxorganen und Eingriffe an der Thoraxwand, Alter < 16 Jahre	2,424		8,2	2	0,468	13	0,120	0,153		
E06C	O	Andere Lungenresektionen, Biopsie an Thoraxorganen und Eingriffe an der Thoraxwand, Alter > 15 Jahre, ohne äußerst schwere CC	1,919		9,6	2	0,383	18	0,084	0,109		
E07Z	O	Eingriffe bei Schlafapnoesyndrom	1,004		5,7	1	0,302	10	0,074	0,090		
E08A	O	Strahlentherapie bei Krankheiten und Störungen der Atmungsorgane mit operativem Eingriff oder Beatmung > 24 Stunden	4,428		25,2	7	0,468	43	0,153		x	x
E08B	O	Strahlentherapie bei Krankheiten und Störungen der Atmungsorgane, ohne operativen Eingriff oder Beatmung > 24 Stunden, mehr als ein Belegungstag, mehr als 9 Bestrahlungen	3,745		25,1	7	0,457	43	0,146		x	x
E08C	O	Strahlentherapie bei Krankheiten und Störungen der Atmungsorgane, ohne operativen Eingriff oder Beatmung > 24 Stunden, mehr als ein Belegungstag, weniger als 10 Bestrahlungen	1,664		11,1	3	0,403	24	0,145		x	x

DRG	Partition	Bezeichnung	Bewertungsrelation bei Hauptabteilung	Bewertungsrelation bei Hauptabteilung u. Belegshebamme	Mittlere Verweildauer[1]	Untere Grenzverweildauer Erster Tag mit Abschlag [2,3]	Bewertungsrelation/Tag	Obere Grenzverweildauer Erster Tag zus. Entgelt [3,5]	Bewertungsrelation/Tag	Externe Verlegung Abschlag/Tag (Bewertungsrelation)	Verlegungsfallpauschale	Ausnahme von Wiederaufnahme[4]
1	2	3	4	5	6	7	8	9	10	11	12	13
E36Z	O	Intensivmedizinische Komplexbehandlung > 552 Aufwandspunkte oder hochaufwendiges Implantat bei Krankheiten und Störungen der Atmungsorgane	7,841		22,6	7	0,950	41	0,337	0,322		x
E40A	A	Krankheiten und Störungen der Atmungsorgane mit Beatmung > 24 Stunden, mit intensivmedizinischer Komplexbehandlung im Kindesalter, mehr als 72 Stunden oder mit kompliz. Diagnose oder Alter < 16 Jahre, mit äußerst schweren CC oder ARDS, Alter < 16 Jahre	3,572		11,6	3	0,834	24	0,201	0,265		x
E40B	A	Krankheiten und Störungen der Atmungsorgane mit Beatmung > 24 Stunden, ohne intensivmed. Komplexbehandlung im Kindesalter, mehr als 72 Std., ohne kompliz. Diagn., Alter > 15 J., mit äußerst schweren CC od. bei Para- / Tetraplegie, od. ARDS, Alter > 15 J.	2,921		13,1	3	0,707	27	0,151	0,201		x

DRG	Partition	Bezeichnung	Bewertungsrelation bei Hauptabteilung	Bewertungsrelation bei Hauptabteilung u. Beleghebamme	Mittlere Verweildauer [1]	Untere Grenzverweildauer – Erster Tag mit Abschlag [2],[3]	Bewertungsrelation/Tag	Obere Grenzverweildauer – Erster Tag zus. Entgelt [3],[5]	Bewertungsrelation/Tag	Externe Verlegung Abschlag/Tag (Bewertungsrelation)	Verlegungsfallpauschale	Ausnahme von Wiederaufnahme [4]
1	2	3	4	5	6	7	8	9	10	11	12	13
E40C	A	Krankheiten und Störungen der Atmungsorgane mit Beatmung > 24 Stunden, ohne intensivmedizinische Komplexbehandlung im Kindesalter, mehr als 72 Stunden, ohne komplizierende Diagnose, ohne äußerst schwere CC, außer bei Para- / Tetraplegie	2,236		10,3	2	0,729	21	0,148	0,193		x
E42Z	A	Geriatrische frührehabilitative Komplexbehandlung bei Krankheiten und Störungen der Atmungsorgane	2,479		25,5			41	0,068	0,093		
E60A	M	Zystische Fibrose (Mukoviszidose), Alter < 16 Jahre	2,004		10,1	2	0,655	21	0,195		x	
E60B	M	Zystische Fibrose (Mukoviszidose), Alter > 15 Jahre	1,949		10,9	3	0,482	22	0,176		x	
E62A	M	Komplexe Infektionen und Entzündungen der Atmungsorgane mit komplizierender Konstellation oder mit hochkomplexer Diagnose oder mit komplexer Diagnose bei Zustand nach Organtransplantation	2,920		18,1	5	0,474	35	0,110	0,149		

DRG	Partition	Bezeichnung	Bewertungsrelation bei Hauptabteilung	Bewertungsrelation bei Hauptabteilung u. Belegthebamme	Mittlere Verweildauer [1]	Untere Grenzverweildauer — Erster Tag mit Abschlag [2,5]	Bewertungsrelation/Tag	Obere Grenzverweildauer — Erster Tag zus. Entgelt [3,5]	Bewertungsrelation/Tag	Externe Verlegung Abschlag/Tag (Bewertungsrelation)	Verlegungsfallpauschale	Ausnahme von Wiederaufnahme [4]
1	2	3	4	5	6	7	8	9	10	11	12	13
E62B	M	Komplexe Infektionen und Entzündungen der Atmungsorgane ohne komplizierende Konstellation, ohne hochkomplexe Diagnose, ohne komplexe Diagnose bei Zustand nach Organtransplantation	1,940		15,4	4	0,376	32	0,085	0,114		
E63Z	M	Schlafapnoesyndrom oder kardiorespiratorische Polysomnographie bis 2 Belegungstage	0,280		2,2	1	0,117	4	0,089	0,087		
E64A	M	Respiratorische Insuffizienz, mehr als ein Belegungstag, mit äußerst schweren CC oder Lungenembolie	1,224		10,3	2	0,395	20	0,080	0,105		
E64B	M	Respiratorische Insuffizienz, mehr als ein Belegungstag, ohne äußerst schwere CC, Alter < 10 Jahre	0,825		4,7			11	0,122	0,143		
E64C	M	Respiratorische Insuffizienz, mehr als ein Belegungstag, ohne äußerst schwere CC, Alter > 9 Jahre	0,705		6,4			15	0,075	0,093		
E64D	M	Respiratorische Insuffizienz, ein Belegungstag	0,186		1,0							

DRG	Partition	Bezeichnung	Bewertungsrelation bei Hauptabteilung	Bewertungsrelation bei Hauptabteilung u. Beleghebamme	Mittlere Verweildauer[1]	Untere Grenzverweildauer Erster Tag mit Abschlag[2,9]	Untere Grenzverweildauer Bewertungsrelation/Tag	Obere Grenzverweildauer Erster Tag zus. Entgelt[3,5]	Bewertungsrelation/Tag	Externe Verlegung Abschlag/Tag (Bewertungsrelation)	Verlegungs-Fallpauschale	Ausnahme von Wiederaufnahme[4]
1	2	3	4	5	6	7	8	9	10	11	12	13
E65A	M	Chronisch-obstruktive Atemwegserkrankung mit äuß. schw. CC oder starrer Bronchoskopie oder mit komplizierender Diagnose oder Bronchitis und Asthma bronchiale, mehr als ein Belegungstag, mit äuß. schw. oder schw. CC, Alter < 1 J., mit RS-Virus-Infektion	1,097		11,2	3	0,268	22	0,067	0,088		
E65B	M	Chronisch-obstruktive Atemwegserkrankung ohne äußerst schwere CC, ohne starre Bronchoskopie, ohne komplizierende Diagnose, mit FEV1 < 35% oder Alter < 1 Jahr	0,834		8,7	2	0,272	17	0,065	0,084		
E65C	M	Chronisch-obstruktive Atemwegserkrankung ohne äußerst schwere CC, ohne starre Bronchoskopie, ohne komplizierende Diagnose, ohne FEV1 < 35%, Alter > 0 Jahre	0,721		7,7	2	0,235	15	0,064	0,081		
E66A	M	Schweres Thoraxtrauma mit komplizierender Diagnose	0,707		6,6	1	0,444	14	0,074	0,092		
E66B	M	Schweres Thoraxtrauma ohne komplizierende Diagnose	0,492		4,8	1	0,305	11	0,071	0,084		

DRG	Partition	Bezeichnung	Bewertungsrelation bei Hauptabteilung	Bewertungsrelation bei Hauptabteilung u. Belegshebamme	Mittlere Verweildauer [1]	Untere Grenzverweildauer – Erster Tag mit Abschlag [2,5]	Untere Grenzverweildauer – Bewertungsrelation/Tag	Obere Grenzverweildauer – Erster Tag zus. Entgelt [3,5]	Bewertungsrelation/Tag	Externe Verlegung Abschlag/Tag (Bewertungsrelation)	Verlegungsfallpauschale	Ausnahme von Wiederaufnahme [4]
1	2	3	4	5	6	7	8	9	10	11	12	13
E69A	M	Bronchitis und Asthma bronchiale, mehr als ein Belegungstag, mit äußerst schweren oder schweren CC, Alter < 1 Jahr ohne RS-Virus-Infektion oder bei Para- / Tetraplegie	0,766		5,2			11	0,102	0,122		
E69B	M	Bronchitis und Asthma bronchiale, mehr als ein Belegungstag u. Alter > 55 Jahre oder mit äußerst schweren od. schw. CC, Alt. > 0 J., außer b. Para- / Tetraplegie od. ein Belegungstag od. ohne äußerst schw. od. schw. CC, Alt. < 1 J., m. RS-Virus-Infektion	0,646		6,2	1	0,317	13	0,071	0,088		
E69C	M	Bronchitis und Asthma bronchiale, ein Belegungstag oder ohne äußerst schwere oder schwere CC, Alter < 1 Jahr, ohne RS-Virus-Infektion	0,540		3,8	1	0,341	9	0,099	0,112		
E69D	M	Bronchitis und Asthma bronchiale, Alter > 0 Jahre und Alter < 6 Jahre und ein Belegungstag oder ohne äußerst schwere CC oder Störungen der Atmung mit Ursache in der Neonatalperiode	0,485		3,2	1	0,274	7	0,105	0,114		

DRG	Parti-tion	Bezeichnung	Bewertungs-relation bei Haupt-abteilung	Bewertungs-relation bei Hauptab-teilung u. Belegheb-amme	Mittlere Verweil-dauer[1]	Untere Grenz-verweil-dauer Erster Tag mit Abschlag[2,5]	Bewertungs-relation/Tag	Obere Grenz-verweil-dauer Erster Tag zus. Entgelt[3,5]	Bewertungs-relation/Tag	Externe Verle-gung Abschlag/Tag (Bewertungsrela-tion)	Verle-gungs-fallpau-schale	Ausnah-me von Wieder-aufnah-me[4]
1	2	3	4	5	6	7	8	9	10	11	12	13
E69E	M	Bronchitis und Asthma bronchiale, Alter > 5 Jahre und Alter < 16 Jahre, ein Belegungs-tag oder ohne äußerst schwere oder schwere CC oder Beschwerden und Symptome der Atmung ohne komplexe Diagnose, Alter < 16 Jahre	0,446		3,1	1	0,245	6	0,101	0,109		
E69F	M	Bronchitis und Asthma bronchiale, Alter > 5 Jahre, ein Belegungstag oder Alter > 5 Jahre und Alter < 56 Jahre, ohne äußerst schwere oder schwere CC oder Beschwerden und Symptome der Atmung ohne komplexe Diagnose, Alter > 15 Jahre	0,425		3,8	1	0,246	8	0,074	0,084		
E70A	M	Keuchhusten und akute Bronchiolitis, Alter < 3 Jahre	0,738		5,0	1	0,543	11	0,103	0,123		
E70B	M	Keuchhusten und akute Bronchiolitis, Alter > 2 Jahre	0,657		6,1	1	0,321	14	0,074	0,091		
E71A	M	Neubildungen der Atmungsorgane, mehr als ein Belegungstag, mit äußerst schweren CC oder starrer Bronchoskopie oder mit komplexer Biopsie der Lunge	1,132		9,6	2	0,357	21	0,078	0,101		x

1	2	3	4	5	6	7	8	9	10	11	12	13
DRG	Partition	Bezeichnung	Bewertungsrelation bei Hauptabteilung	Bewertungsrelation bei Hauptabteilung u. Beleghebamme	Mittlere Verweildauer[1]	Untere Grenzverweildauer: Erster Tag mit Abschlag[2,3]	Bewertungsrelation/Tag	Obere Grenzverweildauer: Erster Tag zus. Entgelt[2,3]	Bewertungsrelation/Tag	Externe Verlegung Abschlag/Tag (Bewertungsrelation)	Verlegungsfallpauschale	Ausnahme von Wiederaufnahme[4]
E71B	M	Neubildungen der Atmungsorgane, ein Belegungstag oder ohne äußerst schwere CC, ohne starre Bronchoskopie oder ohne komplexe Biopsie der Lunge	0,584		4,7	1	0,346	12	0,082	0,097		x
E73A	M	Pleuraerguss mit äußerst schweren CC	1,414		12,6	3	0,340	26	0,076	0,100		
E73B	M	Pleuraerguss ohne äußerst schwere CC	0,796		7,4	1	0,569	16	0,072	0,091		
E74Z	M	Interstitielle Lungenerkrankung	0,847		7,5	1	0,588	17	0,074	0,093		
E75A	M	Andere Krankheiten der Atmungsorgane mit äußerst schweren CC, Alter < 10 Jahre	1,076		5,7	1	0,478	16	0,119	0,144		
E75B	M	Andere Krankheiten der Atmungsorgane mit äußerst schweren CC, Alter > 9 Jahre	1,045		9,3	2	0,340	20	0,076	0,099		
E75C	M	Andere Krankheiten der Atmungsorgane ohne äußerst schwere CC oder Beschwerden und Symptome der Atmung mit komplexer Diagnose	0,550		4,6	1	0,334	10	0,078	0,091		
E76B	M	Tuberkulose bis 14 Belegungstage mit äußerst schweren oder schweren CC	1,022		7,8	2	0,328			0,112		

DRG	Partition	Bezeichnung	Bewertungsrelation bei Hauptabteilung	Bewertungsrelation bei Hauptabteilung u. Beleghebamme	Mittlere Verweildauer [1]	Untere Grenzverweildauer – Erster Tag mit Abschlag [2,5]	Bewertungsrelation/Tag	Obere Grenzverweildauer – Erster Tag zus. Entgelt [2,5]	Bewertungsrelation/Tag	Externe Verlegung Abschlag/Tag (Bewertungsrelation)	Verlegungsfallpauschale	Ausnahme von Wiederaufnahme [4]
1	2	3	4	5	6	7	8	9	10	11	12	13
E76C	M	Tuberkulose bis 14 Belegungstage ohne äußerst schwere oder schwere CC oder Pneumothorax	0,912		7,3	1	0,658	16	0,084	0,106		
E77A	M	Andere Infektionen und Entzündungen der Atmungsorgane mit komplexer Diagnose oder äußerst schweren CC, mit intensivmedizinischer Komplexbehandlung im Kindesalter, mehr als 72 Stunden	2,786		11,8	3	0,686	24	0,163	0,215		
E77B	M	Andere Infektionen und Entzündungen der Atmungsorgane mit komplexer Diagnose oder äußerst schweren CC, ohne intensivmediz. Komplexbeh. im Kindesalter > 72 Std., mit Komplexbehandlung bei multiresistenten Erregern oder angeborenem Fehlbildungssyndrom	1,852		15,3	4	0,363	31	0,083	0,111		
E77C	M	Andere Infektionen und Entzündungen der Atmungsorgane ohne intensivmed. Komplexb. im Kindesalter > 72 Std., oh. Komplexb. b. multires. Erregern, oh. angeb. Fehlbild syndr., mit sehr kompl. Diagn. und äuß. schw. od. schw. CC oder bei Z. n. Transplantation	1,422		11,1	3	0,344	22	0,087	0,114		

DRG	Partition	Bezeichnung	Bewertungsrelation bei Hauptabteilung	Bewertungsrelation bei Hauptabteilung u. Beleghebamme	Mittlere Verweildauer[1]	Untere Grenzverweildauer Erster Tag mit Abschlag[2,3]	Bewertungsrelation/Tag	Obere Grenzverweildauer Erster Tag zus. Entgelt[3,5]	Bewertungsrelation/Tag	Externe Verlegung Abschlag/Tag (Bewertungsrelation)	Verlegungsfallpauschale	Ausnahme von Wiederaufnahme[4]
1	2	3	4	5	6	7	8	9	10	11	12	13
E77D	M	Andere Infektionen und Entzündungen der Atmungsorgane mit kompl. Diagn. od. äuß. schw. CC, oh. intensiv. Komplexbeh. im Kindesalter > 72 Std., oh. Komplexb. bei multires. Erregern, oh. angeb. Fehlb. syndr., oh. sehr kompl. Diagn., außer b. Z. n. Transpl.	1,216		11,0	3	0,299	22	0,076	0,100		
E77E	M	Andere Infektionen und Entzündungen der Atmungsorgane ohne komplexe Diagnose, ohne äußerst schwere CC, Alter < 1 Jahr	0,780		5,4	1	0,389	11	0,101	0,122		
E77F	M	Andere Infektionen und Entzündungen der Atmungsorgane ohne komplexe Diagnose, ohne äußerst schwere CC, Alter > 0 Jahre, bei Para- / Tetraplegie	0,978		7,9	2	0,322	15	0,085	0,108		
E77G	M	Andere Infektionen und Entzündungen der Atmungsorgane ohne komplexe Diagnose, ohne äußerst schwere CC, Alter > 0 Jahre, außer bei Para- / Tetraplegie	0,771		7,2	1	0,579	15	0,074	0,093		

MDC 05 Krankheiten und Störungen des Kreislaufsystems

DRG	Parti-tion	Bezeichnung	Bewer-tungs-relation bei Haupt-abtei-lung	Bewer-tungsrela-tion bei Hauptab-teilung u. Belegheb-amme	Mittlere Verweil-dauer [1]	Untere Grenz-verweil-dauer: Erster Tag mit Abschlag [2],[3]	Untere Grenz-verweil-dauer: Bewer-tungs-relation/Tag	Obere Grenz-verweil-dauer: Erster Tag zus. Entgelt [3],[5]	Bewer-tungs-relation/Tag	Externe Verle-gung: Abschlag/Tag (Bewer-tungsrela-tion)	Verle-gungs-fallpau-schale	Ausnah-me von Wieder-aufnah-me [4]
1	2	3	4	5	6	7	8	9	10	11	12	13
F62A	M	Herzinsuffizienz und Schock mit äußerst schweren CC, mit Dialyse oder Reanimation oder komplizierender Diagnose	1,623		14,4	4	0,319	29	0,078	0,104		
F62B	M	Herzinsuffizienz und Schock mit äußerst schweren CC, ohne Dialyse, ohne Reanimati-on, ohne komplizierende Diagnose	1,260		12,5	3	0,310	24	0,070	0,092		
F62C	M	Herzinsuffizienz und Schock ohne äußerst schwere CC	0,818		8,7	2	0,268	17	0,065	0,083		

Zusatzentgelte-Katalog (Preis auf lokaler Ebene zu verhandeln)
– Definition –

ZE [1]	Bezeich-nung	OPS Version 2010	
		OPS-Kode	OPS-Text
1	2	3	4
ZE2010-03 [4]	ECMO und PECLA	8-852.0*	Extrakorporale Membranoxygenation (ECMO) und Prä-ECMO-Therapie: Extrakorporale Membranoxygenation (ECMO)
		8-852.2*	Extrakorporale Membranoxygenation (ECMO) und Prä-ECMO-Therapie: Extrakorporale Lungenunterstützung, pumpenlos (PECLA)
		8-852.3*	Extrakorporale Membranoxygenation (ECMO) und Prä-ECMO-Therapie: Anwendung einer minimalisierten Herz-Lungen-Maschine

ZE [1]	Bezeich-nung	OPS Version 2010	
		OPS-Kode	OPS-Text
1	2	3	4
ZE2010-08 [3), 4)]	Sonstige Dialyse	8-853.x	Hämofiltration: Sonstige
		8-853.y	Hämofiltration: N.n.bez.
		8-854.x	Hämodialyse: Sonstige
		8-854.y	Hämodialyse: N.n.bez.
		8-855.x	Hämodiafiltration: Sonstige
		8-855.y	Hämodiafiltration: N.n.bez.
		8-857.x	Peritonealdialyse: Sonstige
		8-857.y	Peritonealdialyse: N.n.bez.
ZE2010-18 [4)]	Zwerchfell-schrittma-cher	5-347.6	Operationen am Zwerchfell: Implantation eines Zwerchfellschrittmachers

ZE [1)]	Bezeich-nung	OPS Version 2010	
		OPS-Kode	OPS-Text
1	2	3	4
ZE2010-36 [4)]	Versor-gung von Schwerstbe-hinderten		Zusatzentgelt für Krankenhäuser, bei denen insbesondere wegen einer räumlichen Nähe zu entsprechenden Einrichtungen oder einer Spezialisierung eine Häufung von schwerstbehinderten Patienten auftritt. Vergütung des mit den DRG-Fallpauschalen nicht abgedeckten, wesentlichen zusätzlichen Aufwands, insbesondere im Pflege-dienst
ZE2010-54 [4)]	Selbst-expan-dierende Prothesen am Gastro-intestinal-trakt	5-429.j0	Andere Operationen am Ösophagus: Maßnahmen bei selbstexpandierender Prothe-se: Einlegen oder Wechsel, offen chirurgisch, eine Prothese ohne Antirefluxventil
		5-429.j1	Andere Operationen am Ösophagus: Maßnahmen bei selbstexpandierender Prothe-se: Einlegen oder Wechsel, endoskopisch, eine Prothese ohne Antirefluxventil
		5-429.j3	Andere Operationen am Ösophagus: Maßnahmen bei selbstexpandierender Prothe-se: Einlegen oder Wechsel, offen chirurgisch, zwei Prothesen ohne Antirefluxventil
		5-429.j4	Andere Operationen am Ösophagus: Maßnahmen bei selbstexpandierender Prothe-se: Einlegen oder Wechsel, endoskopisch, zwei Prothesen ohne Antirefluxventil
		5-429.j9	Andere Operationen am Ösophagus: Maßnahmen bei selbstexpandierender Prothese: Einlegen oder Wechsel, offen chirurgisch, mehr als zwei Prothesen ohne Antirefluxventil

ZE [1]	Bezeich-nung	OPS-Kode	OPS Version 2010 OPS-Text
1	2	3	4
		5-429.ja	Andere Operationen am Ösophagus: Maßnahmen bei selbstexpandierender Prothese: Einlegen oder Wechsel, endoskopisch, mehr als zwei Prothesen ohne Antirefluxventil
		5-429.jb	Andere Operationen am Ösophagus: Maßnahmen bei selbstexpandierender Prothese: Einlegen oder Wechsel, offen chirurgisch, eine Prothese mit Antirefluxventil
		5-429.jc	Andere Operationen am Ösophagus: Maßnahmen bei selbstexpandierender Prothese: Einlegen oder Wechsel, endoskopisch, eine Prothese mit Antirefluxventil
		5-429.jd	Andere Operationen am Ösophagus: Maßnahmen bei selbstexpandierender Prothese: Einlegen oder Wechsel, offen chirurgisch, zwei Prothesen, eine davon mit Antirefluxventil
		5-429.je	Andere Operationen am Ösophagus: Maßnahmen bei selbstexpandierender Prothese: Einlegen oder Wechsel, endoskopisch, zwei Prothesen, eine davon mit Antirefluxventil
		5-429.jf	Andere Operationen am Ösophagus: Maßnahmen bei selbstexpandierender Prothese: Einlegen oder Wechsel, offen chirurgisch, mehr als zwei Prothesen, eine davon mit Antirefluxventil

ZE [1]	Bezeich-nung	OPS-Kode	OPS Version 2010
			OPS-Text
1	2	3	4
		5-429.ig	Andere Operationen am Ösophagus: Maßnahmen bei selbstexpandierender Prothese: Einlegen oder Wechsel, endoskopisch, mehr als zwei Prothesen, eine davon mit Antirefluxventil
		5-449.h*	Andere Operationen am Magen: Einlegen oder Wechsel einer selbstexpandierenden Prothese
		5-469.k*	Andere Operationen am Darm: Einlegen oder Wechsel einer selbstexpandierenden Prothese
		5-489.g0	Andere Operation am Rektum: Einlegen oder Wechsel einer Prothese, endoskopisch: Selbstexpandierend
		5-513.j*	Endoskopische Operationen an den Gallengängen: Einlegen oder Wechsel von selbstexpandierenden Prothesen
		5-514.m*	Andere Operationen an den Gallengängen: Einlegen oder Wechsel einer selbstexpandierenden Prothese
		5-514.n*	Andere Operationen an den Gallengängen: Einlegen oder Wechsel von zwei selbstexpandierenden Prothesen

ZE [1]	Bezeich-nung	OPS Version 2010	
		OPS-Kode	OPS-Text
1	2	3	4
		5-514.p*	Andere Operationen an den Gallengängen: Einlegen oder Wechsel von drei selbst-expandierenden Prothesen
		5-514.q*	Andere Operationen an den Gallengängen: Einlegen oder Wechsel von vier selbst-expandierenden Prothesen
		5-514.r*	Andere Operationen an den Gallengängen: Einlegen oder Wechsel von fünf selbst-expandierenden Prothesen
		5-514.s*	Andere Operationen an den Gallengängen: Einlegen oder Wechsel von sechs oder mehr selbstexpandierenden Prothesen
		5-526.e0	Endoskopische Operationen am Pankreasgang: Einlegen einer Prothese: Selbstex-pandierend
		5-526.f0	Endoskopische Operationen am Pankreasgang: Wechsel einer Prothese: Selbstex-pandierend
		5-529.g*	Andere Operationen am Pankreas und am Pankreasgang: Einlegen einer selbstex-pandierenden Prothese

ZE [1]	Bezeich-nung	OPS-Kode	OPS-Text
1	2	3	4
		5-529.j*	Andere Operationen am Pankreas und am Pankreasgang: Wechsel einer selbstexpandierenden Prothese
ZE2010-56 [4]	Gabe von Bosentan, oral	6-002.f*	Applikation von Medikamenten, Liste 2: Bosentan, oral
ZE2010-58 [4]	Gabe von Alpha-1-Proteaseninhibitor human, parenteral	8-812.0*	Transfusion von anderen Plasmabestandteilen und gentechnisch hergestellten Plasmaproteinen: Alpha-1-Proteaseninhibitor human, parenteral
ZE2010-74 [4]	Gabe von Sunitinib, oral	6-003.a*	Applikation von Medikamenten, Liste 3: Sunitinib, oral

ZE [1]	Bezeich-nung	OPS-Kode	OPS Version 2010	
			OPS-Text	
1	2	3	4	
ZE2010-75 [4]	Gabe von Sorafenib, oral	6-003.b*	Applikation von Medikamenten, Liste 3: Sorafenib, oral	
ZE2010-76 [4]	Gabe von Temsi-rolimus, parenteral	6-004.9*	Applikation von Medikamenten, Liste 4: Temsirolimus, parenteral	
ZE2010-80 [4]	Gabe von Amphoteri-cin-B-Lipid-komplex, parenteral	6-003.1*	Applikation von Medikamenten, Liste 3: Amphotericin-B-Lipidkomplex, parenteral	

8.   Stichwortverzeichnis